Wighard Strehlow

Die Edelstein-Heilkunde der Hildegard von Bingen

Zur Erinnerung an meinen Freund und Lehrer
Herrn Dr. Gottfried Hertzka (1913–1997),
dem Begründer der Hildegard-Heilkunde

Wighard Strehlow

Die Edelstein-Heilkunde der Hildegard von Bingen

Lüchow

Bibliografische Information der Deutschen Nationalbibliothek
Die Deutsche Nationalbibliothek verzeichnet diese Publikation in der Deutschen Nationalbibliografie; detaillierte bibliografische Daten sind im Internet über https://dnb.de abrufbar.

Originalausgabe
Copyright © 2004 Lüchow in Kamphausen Media GmbH, Bielefeld

Alle Rechte vorbehalten
Umschlaggestaltung: Nies-Lamott Design, Sternenfels
Umschlagfoto © ZEFA / W. H. Müller
Fotos Innenteil: Guido Kasper Photographers, Konstanz
Redaktion: Juliane Molitor
Satz: de·te·pe, Aalen
Druck und Bindung: Grafoprint, Gornji Milanovac

ISBN print 978-3-89901-414-3

ISBN eBook 978-3-95883-194-0

www.kamphausen.media

Alle Rechte der Verbreitung, auch durch Funk, Fernsehen und sonstige Kommunikationsmittel, fotomechanische oder vertonte Wiedergabe, sowie des auszugsweisen Nachdrucks vorbehalten.

Es hat das Silber seine Gänge und das Gold seinen Ort, wo man es läutert. Eisen bringt man aus der Erde, und aus dem Gestein schmilzt man Kupfer. Man macht der Finsternis ein Ende, und bis ins Letzte erforscht man das Gestein, das im Dunkel tief verborgen liegt. Man bricht einen Schacht fern von da, wo man wohnt; vergessen, ohne Halt und Fuß, hängen und schweben sie, fern von den Menschen. Man zerwühlt wie Feuer unter der Erde, auf der doch oben das Brot wächst. Man findet Saphir in ihrem Gestein, und es bringt Goldstaub. Man bricht Stollen durch die Felsen, und alles, was kostbar ist, sieht das Auge. Man wehrt dem Tröpfeln des Wassers und bringt, was verborgen ist, ans Licht.

Das Lied von der Weisheit Gottes

Inhalt

Vorwort

Edelsteine haben mich schon immer begeistert. Als Schuljunge hatte ich eine Mineraliensammlung, während meines Chemiestudiums an der Technischen Universität Berlin belegte ich auch Mineralogieseminare bei Professor Hugo Strunz, und nun beschäftige ich mich schon seit mehr als zwanzig Jahren mit der Edelstein-Heilkunde der heiligen Hildegard von Bingen. Heute weiß ich nicht nur, dass in den Pflanzen großartige Heilkräfte verborgen sind, sondern auch, dass Edelsteine Informationsträger noch stärkerer Energien sind, die enorme Heilkräfte freisetzen können.

Dennoch scheiden sich an der Edelsteinmedizin immer noch die Geister. Die Wissenden sind von der Schönheit der Edelsteine ebenso fasziniert wie von deren Heilkräften. Die Unwissenden lehnen all das als Aberglauben und Teufelswerk ab, während Edelsteine aus der Hightechindustrie nicht mehr wegzudenken sind. Schwingungsquarze messen die Zeit und sorgen für die präzisen Frequenzen in der modernen Radio- und Fernsehtechnik. Mit dem Rubin begann der Siegeszug der Lasertechnik, die in der Medizin und in der Technik viele neue Möglichkeiten eröffnet, und in den Kristallgittern reinsten Siliziums können unendlich viele Informationen gespeichert werden.

Die Edelsteinheilkunde war in allen Kulturen jahrhundertlang ein fester Bestandteil des ganzheitlichen Heilens, aber in den letzten zweihundert Jahren ging das überlieferte Wissen im Abendland verloren. Dennoch erfreut sich das Heilen mit Steinen in der traditionellen Medizin der Chinesen, Inder und vieler asiatischer und amerikanischer Völker noch heute größter Beliebtheit.

Dem römischen Philosophen Plinius zufolge spiegelt sich in den Edelsteinen das ganze Universum: »Die ganze Majestät der Natur ist in den Edelsteinen auf kleinstem Raum zusammengedrängt und ein einziger genügt, um darin das Meisterwerk der Schöpfung zu erkennen.«

Nach Hildegard von Bingen (1098–1179) gehören die Edelsteine zum Arzneimittelschatz der Menschen, »denn Gott ließ Adam die Zier und die Kraft der Edelsteine, weil er wollte, dass sie zur Ehre, zum Segen und als Heilmittel auf der Erde bleiben«. Und Konrad von Megenburg fügt hinzu, dass sie »große Macht für die Gesundheit des Menschen besitzen«.

Edelsteine sind Sterne auf Erden, und Paracelsus war überzeugt, dass die stärksten Heilkräfte der Natur in ihnen verborgen liegen. Bis auf den heutigen Tag schmücken sich mächtige Frauen und Männer mit Edelsteinen, weil sie ihnen ein Gefühl von Sicherheit und Macht verleihen. Die Kronen der Kaiser und Könige sollten nicht nur den Reichtum dieser Herrscher demonstrieren. Man schätzte sie auch, weil sie aufgrund ihrer Ausstrahlung für eine reine und harmonische Atmosphäre sorgten. Bischöfe trugen Amethyste als Zeichen ihrer Würde und ihres spirituellen Status, Kardinäle Rubine. Dem Papst als Repräsentanten des Göttlichen war der himmelblaue Saphir vorbehalten.

Bis zur Zeit Hildegards war die mittelalterliche Heilkunde ein Sammelsurium aus Kräuter- und Edelsteinrezepturen und gehörte neben der Kochkunst und dem Ackerbau zu den mechanischen Künsten. Hildegard war die Erste, die eine komplette, ganzheitliche und christliche Naturheilkunde schrieb. Dieses Werk mit dem Titel »Physika« behandelt in neun Bänden die natürlichen Heilkräfte der Bäume, Gewürze, Heilkräuter, Tiere, Vögel, Fische, Metalle und Edelsteine. Mit ihrem medizinischen Buch über die »Ursachen und Behandlungen der Krankheiten« legte sie das Fundament für die Wissenschaft des ganzheitlichen Heilens, die nicht nur die Reparatur von Krankheiten zum Ziel hat, sondern die Heilung des ganzen Menschen. Auf diese Weise trug sie dazu bei, dass die damalige Heilkunde von der Quacksalberei in den Stand der freien Künste erhoben wurde und sich von nun an als eigenständige Fakultät an den Universitäten etablierte. Doch leider geriet die Hildegard-Heilkunde in den letzten 800 Jahren ebenso in Vergessenheit wie das Wissen um die Heilkräfte der Edelsteine. Erst die Pionierarbeit meines Freundes und Lehrers Dr. Gottfried Hertzka (1913–1997) bildete die Grundlage dafür, dass die Hildegard-Heilkunde nach 1945 konsequent wieder angewandt werden konnte. Damit begann die weltweite Wiederbelebung der Hildegardschen Edelsteinmedizin.

In den dreiundzwanzig Kapiteln dieses Buches werde ich alle Edelsteine, die Hildegard beschrieben hat, leicht und verständlich vorstellen, wobei auch mineralogische und historische Fakten berücksichtigt werden. Im Mittelpunkt stehen jedoch exakte Anweisungen für die medizinische Anwendung der Steine, deren Wirksamkeit an vielen Patienten beobachtet werden konnte. Edelsteine haben sowohl heilende als auch schützende Eigenschaften und tragen dem Wunsch vieler Menschen nach einer nebenwirkungsfreien Arznei Rechnung. Im Gegensatz zu vielen anderen Heilmitteln wirken sie immer ohne den Körper zu belasten. Und je öfter man sie anwendet, desto stärker ist ihre Wirkung.

Aufgrund ihrer ungewöhnlichen Heilwirkung sprechen Edelsteine vor allem auch jene seelischen und geistigen Bereiche an, in denen die meisten Krankheiten entstehen. Die Edelsteinkräfte erreichen sämtliche Körperzellen. Sie schützen die Zellen, stärken die körpereigenen Abwehrkräfte, beschleunigen die Regeneration und sind auf diese Weise in der Lage, Gesundheit und Vitalität zu erhalten und unsere Lebensqualität entscheidend zu verbessern.

Allensbach am Bodensee
im Sommer 2004 — Dr. Wighard Strehlow

Einleitung

Wie wirken die Heilkräfte der Edelsteine?

Die Edelstein-Heilkunde ist schon seit Jahrhunderten ein fester Bestandteil der ganzheitlichen Heilkunst. Und dass Edelsteine so heilkräftig sind, hat eindeutig etwas mit der Strahlung oder Schwingung der Kristalle zu tun. Spätestens durch die Quantenphysik weiß man, dass Materie immer auch Schwingung ist, die Einfluss auf alle anderen Körper ausübt. Edelsteine bestehen aus einem Kristallgitter, in dem an ganz bestimmten Stellen und in ganz bestimmten Abständen jeweils ein Atom schwingt. Beispielsweise besteht Quarz aus Siliziumdioxid. Dieses Kristallgitter enthält abwechselnd Silizium- und Sauerstoffatome und gibt eine Gitterschwingung ab. Der englische Physiker Sir William Henry Bragg und sein Sohn William Lawrence Bragg erhielten 1915 den Physik-Nobelpreis dafür, dass sie diese Kristallgitter mit Röntgenstrahlen »fotografierten« und sie auf diese Weise sichtbar machten.

Nach Angaben des Schweizer Biophysikers Walter Stark liegt die Gitterschwingungsenergie der Edelsteine im Biofrequenzbereich unserer Körperzellen. Aufgrund dieser Energie stehen alle unsere Körperzellen ständig miteinander in Verbindung und tauschen Informationen aus. Bei zehn Milliarden Körperzellen sind das zehn Milliarden Informationen in der Sekunde – eine Leistung, die selbst die besten Computer bislang nicht erbringen können. Gesundheit und Wohlbefinden stellen sich ein, wenn Leib und Seele in einem harmonischen Gleichgewicht sind. Krankheiten und Leiden hingegen entstehen dann, wenn Körperzellen Energie verlieren und die Harmonie gestört ist. Im Krankheitsfall verlieren Zellen Energie und die Abwehrkräfte des Körpers schwinden gegen Null. Auf diese Weise werden viele Krankheiten ausgelöst, zum Beispiel Angina pectoris, Herzschmerzen, Kopfschmerzen, Migräne oder psychische Störungen.

Auch zu starke und vor allem pulsierende oder ionisierte Strahlung, wie sie beispielsweise von Mikrowellenherden, Handys, Fernsehern oder Röntgengeräten ausgeht, zerstört das Energiepotential unseres Körpers und kann Krankheiten auslösen.

Wirkung über die Haut

Wie der englische Neurologe Sir Henry Head herausgefunden hat, steht die Haut über das Nervensystem ständig mit allen inneren Organen des Körpers in Verbindung. Jedem Hautsegment, auch Head-Zone genannt, entspricht ein bestimmtes Organ, das aus demselben spinalen Segment innerviert wird. Ein Reiz, der auf eine bestimmte Hautzone ausgeübt wird, überträgt sich also auf das entsprechende Organ. Wenn man Edelsteine auf die Haut legt, werden deren heilende Strahlen auf die Organe übertragen, die mit den entsprechenden Hautsegmenten in Verbindung stehen. Das Auflegen von Edelsteinen auf die Haut ist mit dem Aufladen einer leeren Batterie vergleichbar. Die Gitterschwingung der Edelsteine übt eine heilende und regenerierende Wirkung auf die Körperzellen aus. Die Reize, die auf die Haut ausgeübt werden, werden blitzschnell in die entsprechenden Organe weitergeleitet und bewirken dort beispielsweise ein Nachlassen des Schmerzes oder einen harmonischeren Herzschlag. In gleicher Weise beeinflussen die Edelsteine das Gleichgewicht der Körpersäfte, den Stoffwechsel, die Hormonregulation, die Nervenleitung und das Immunsystem. Je öfter Sie Ihren Körper mit den Heilkräften der Edelsteine konfrontieren, desto intensiver wirken sie. Es ist daher empfehlenswert, stets einen Edelstein in einer Kette, einem Ring, einem Armband, als Scheibe oder als Handstein mit sich zu führen, um sich von Anfang an vor schädlichen Einwirkungen zu schützen.

Wirkung auf die Sinnesorgane

Das harmonische Zusammenspiel aller fünf Sinnesorgane ist von entscheidender Bedeutung für den Gesundheitszustand des Menschen. Die Sinnesorgane sind die Fenster und Türen zwischen unserer Innenwelt und der Außenwelt, und sie reagieren ausgesprochen empfindlich auf atmosphärische und kosmische Störungen. Daher liegt das Hauptanwendungsgebiet der Edelsteine im Bereich jener Sinnesorgane, die besonders starken Umwelteinflüssen ausgesetzt sind wie Föhn, Wetterwechsel, Feuchtigkeit und Kaltwetterfronten. Andererseits stellen die Sinnesorgane als Teil unseres Nervensystems ständig eine Verbindung zwischen Außenwelt und Innenwelt her, indem sie die Reize und Impulse, die sie von außen empfangen, auf unseren Leib und unsere Seele übertragen. Da die Edelsteine einen besonders starken Einfluss auf die Sinnesorgane ausüben, sind sie auch in der Lage, ihre feinstofflichen Informationen auf diesem Wege in die geistigen und seelischen Bereiche weiterzuleiten.

Folgende Edelsteine beeinflussen die Sinnesorgane:

Augen: Bergkristall, Goldtopas, Saphir, Smaragd

Ohren: Die Hörfähigkeit wird durch Jaspis oder Sarder verbessert.

Nase: Der Geruchssinn reagiert auf Jaspis.

Mund: Der Diamant hat sich als Appetitszügler bewährt.

Haut: Der Amethyst ist für alle Schwellungen auf der Haut

zuständig, während der Prasem bei Neurodermitis eingesetzt wird.

Seelische Einflüsse

Wer die Edelstein-Heilkunde unvoreingenommen und aufgeschlossen erforscht, wird neues Wissen um die Zusammenhänge zwischen Mensch und Natur gewinnen, das sein Leben von Grund auf verändern kann. Wer auch sonst für sein Leiden noch keine Hilfe gefunden hat, sollte die Hildegardische Edelstein-Heilkunde durchsuchen, weil Edelsteine mit Naturkräften ausgerüstet sind, die noch tiefer in seelische und geistige Bereiche eindringen können, als alle anderen Medikamente. Bestenfalls lassen sich die Heilkräfte der Edelsteine mit der Informationsübertragung feinstofflicher, homöopathischer Hochpotenzen vergleichen, die ebenfalls diese Bereiche erreichen. Gerade auf dem Gebiet der Nervenkrankheiten finden sich zahlreiche Anwendungen mit Edelsteinen und beweisen, dass die Hildegardische Edelstein-Heilkunde auf diesem Gebiet eine wichtige und praktische Bedeutung hat.

Psychotherapeutisch arbeitenden Menschen eröffnet die Anwendung von Gebeten in Kombination mit Edelsteinen eine ganz neue Dimension. Verstärkt durch die Gebete schützen Edelsteine vor den negativen Einflüssen des Lebens. Der blaue Chalcedon bildet gemeinsam mit dem entsprechenden Gebet einen wirksamen Schutz gegen Alltagsstress und verhindert, dass man vor Ärger und Zorn über alle möglichen Angriffe ständig aus der Haut fährt. Der Goldtopas mit dem morgendlichen Goldtopasgebet stellt uns unter den Schutz Gottes und sorgt dafür, dass uns an diesem Tag kein Unheil zustößt.

Gebete heilen

Erst kürzlich wurde in den USA eine prospektive Doppelblindstudie durchgeführt, in welcher die Wirksamkeit der Gebetsmedizin mit neunundneunzigprozentiger Sicherheit bewiesen werden konnte. Vierhundert Patienten mit Herz-Kreislauferkrankungen wurden in der kardiologischen Abteilung der Universitätsklinik von San Francisco nach dem Zufallsprinzip in zwei Gruppen eingeteilt. Für die eine Gruppe wurde im fernen Arizona täglich gebetet, und zwar ohne dass die betreffenden Patienten dies wussten. Diese Gebete hatten eine ungeahnte Wirkung: Jedes dritte Mitglied der Gebetsgruppe profitierte davon. Die Patienten in dieser Gruppe brauchten weniger Schmerzmittel als die Patienten, für die nicht gebetet wurde. Viel weniger erlitten einen Herzstillstand, erkrankten an einer Lungenentzündung oder kamen auf die Intensivstation. Insgesamt konnten die Patienten der Gebetsgruppe das Krankenhaus viel früher verlassen als die Patienten der anderen Gruppe.

Drei Kräfte sind im Stein

Edelsteine haben auch einen sehr starken Einfluss auf unser seelisches Kraftzentrum, jenen Ort der Heilung, der tief im Innern eines jeden Menschen verborgen ist. Hildegard sagt, dass unsere Seele sieben Kräfte hat: vier kosmische Kräfte, welche mit dem Universum und den vier Lebenselementen Feuer, Luft, Wasser und Erde verbunden sind, sowie drei göttliche Kräfte, nämlich jene Kräfte Gottes, die in der Dreieinigkeit ihren Ausdruck finden. Genau dieselben Kräfte befinden sich auch im Edelstein, der aufgrund dessen in der Lage ist, uns mit den drei göttlichen Kräften zu verbinden. Die kristalline Substanz des Edelsteins symbolisiert die energiegeladene Gotteskraft. Die Form des Kristalls repräsentiert die sichtbare Gestalt des unsichtbaren Gottes in Jesus. Und Ausstrahlung, Wirkung und Faszination des Edelsteins stehen symbolisch für das dynamische Wirken des Gottesgeistes.

Sobald wir über den Edelstein bewusst mit diesem Kraftfeld unserer Seele in Verbindung treten, stehen uns ungeahnte Kräfte zur Verfügung, die uns heilen, regenerieren, vitalisieren und unser ganzes Leben verändern. Die transformierende Kraft, die von jedem Edelstein ausgeht, wird auch in der Hildegardschen Psychotherapie angewendet, wenn es darum geht, negative Kräfte in positive Heilkräfte zu verwandeln. (Siehe auch *Die Psychotherapie der Hildegard von Bingen*, Lüchow Verlag 2004.)

Psychotherapeutische Heilkräfte der Edelsteine

Hildegard von Bingen nennt 35 Kräftepaare, die als Stärken oder Schwächen über unseren Gesundheitszustand, über die Stärke unserer körpereigenen Abwehrkräfte sowie über unsere Vitalität, unser Glück und unsere Lebensfreude entscheiden. Hinter unseren Fehlern und Schwächen und hinter den Katastrophen, die das Leben uns beschert, verbergen sich immer auch Stärken, neue Möglichkeiten und Erleuchtungserlebnisse, die unser Dasein kraftvoll verändern können. Die Kraft der Transformation, die aus Schwächen und Niederlagen Stärken und neue Chancen macht, wird durch die Heilkräfte der Edelsteine intensiv unterstützt. Der folgenden Tabelle können Sie die 35 Kräftepaare und die ihnen zugeordneten Edelsteine entnehmen.

Die 35 Schwächen und Stärken mit den ihnen zugeordneten Edelsteinen

1 Goldtopas	Amor saeculi Irdische Liebe	Amor caelestis Himmlische Liebe
2 Jaspis, Sarder	Petulantia Ausgelassenheit	Disciplina Disziplin
3 Jaspis	Joculatrix Vergnügungssucht	Verecundia Bescheidenheit
4 Achat	Obduratio Unbarmherzigkeit	Misericordia Mitgefühl
5 Amethyst	Ignavia Feigheit	Divina victoria Gottvertrauen
6 Chalcedon	Ira Zorn	Patientia Geduld
7 Onyx	Inepta laetitia Zynismus	Gemitus ad Deum Sehnsucht zum Leben
8 Diamant	Ingluvies ventri Genusssucht	Abstinentia Genügsamkeit
9 Amethyst	Acerbitas Verbitterung	Vera largitas Großherzigkeit
10 Karneol	Impietas Bosheit	Pietas Güte
11 Saphir	Fallacitas Lüge	Veritas Wahrheit
12 Aquamarin	Contentio Streitsucht	Pax Friedfertigkeit
13 Sardonyx	Infelicitas Schwermut	Beatitudo Glückseligkeit
14 Jaspis	Immoderatio Maßlosigkeit	Discretio Maßhalten
15 Smaragd	Perditio animarum Seelenkälte	Salvatio animarum Seelische Ausstrahlung
16 Bergkristall	Superbia Hochmut	Humilitas Demut
17 Chrysolith	Invidia Neid	Caritas Nächstenliebe

18 Smaragd	Inanis gloria Ruhmsucht	Timor Domini Verehrung der Schöpfung
19 Achat	Inoboedientia Ungehorsam	Oboedientia Gehorsam
20 Saphir	Infidelitas Unglaube	Fides Glaube
21 Smaragd	Desperatio Verzweiflung	Spes Hoffnung
22 Saphir	Luxuria Ausschweifung	Castitas Einfachheit
23 Aquamarin	Injustitia Ungerechtigkeit	Justitia Gerechtigkeit
24 Smaragd	Torpor Antriebslosigkeit	Fortitudo Tatkraft
25 Diamant	Oblivio Gottvergessenheit	Sanctitas Ganzheit
26 Goldtopas	Inconstantia Unbeständigkeit	Constantia Beständigkeit
27 Sardonyx	Cura terrenorum Sorge um das Irdische	Caeleste desiderium Urvertrauen
28 Jaspis	Obstinatio Sturheit	Compunctio cordis Umkehr
29 Diamant	Cupiditas Sucht	Contemptus mundi Freisein von Abhängigkeit
30 Chalcedon	Discordia Disharmonie	Concordia Harmonie
31 Amethyst	Scurrilitas Respektlosigkeit	Reverentia Ehrfurcht
32 Jaspis	Vagatio Labilität	Stabilitas Stabilität
33 Saphir	Maleficium Beeinflussbarkeit	Verus Cultus Dei Gottesverehrung
34 Smaragd	Avaritia Festhalten	Pura Sufficientia Loslassen
35 Chalcedon	Tristitia Sinnlosigkeit	Caeleste gaudium Lebensfreude

Edelsteine zur Meditation

Ausführliche Anleitungen zur Meditation mit Edelsteinen finden Sie in meinem Buch *Die Psychotherapie der Hildegard von Bingen*.

Hildegard war ganz selbstverständlich vom heilenden Einfluss des Gebets und ihrer Edelstein-Heilkunde überzeugt, denn immerhin spielen Edelsteine in der jüdisch-christlichen Religion eine ebenso große Rolle wie in anderen Traditionen. Seit Jahrtausenden wurden sie von vielen Völkern als Schutzamulette und zur Heilung eingesetzt.

Mit der Botschaft *fiat lux*, »es werde Licht«, wurden Edelsteine als Träger der Lichtenergie des ersten Schöpfungstages eingesetzt, jener Lichtenergie, die Hildegard als *lucida materia* bezeichnet, als leuchtende Materie, als Schöpfungsenergie, durch die alles Leben entstanden ist. Seit dieser Zeit schwingen die Atome in den Kristallgittern als Zeichen der *turbulenta materia*, der Urform des bewegten Lebens.

In den Kristallgittern sind sämtliche Informationen für alles weitere Leben gespeichert wie die Informationen in einem riesigen Computer. Die moderne Physik bezeichnet diese Energie als Hintergrundschwingung im Universum, ohne die es kein Leben geben kann. Jede einzelne unserer zehn Milliarden Körperzellen steht in Verbindung mit dieser kosmischen Energie. Die Ströme der kosmischen Lebensenergie, die sich in Atomen, Molekülen und Körperzellen manifestieren, beeinflussen nicht nur unsere körperliche, sondern vor allem auch unsere seelische und geistige Existenz.

Nach Hildegard sind im Edelstein die drei göttlichen Kräfte der dreifaltigen Existenz Gottes verborgen, mit denen der Mensch in der Lage ist, seine begrenzte menschliche Energie grenzenlos zu erweitern und Kräfte aufzunehmen, von denen er bisher nicht einmal zu träumen wagte. Diese Edelsteinkräfte können zur Heilung, zum Schutz und zur Energieaufnahme nach Energieverlust eingesetzt werden. Darüber hinaus stehen Edelsteine in der jüdisch-christlichen Tradition für die Anwesenheit des lebendigen Gottes. Viele Bibelstellen legen Zeugnis davon ab, dass man sie zum Schutz und zur Verstärkung der göttlichen Botschaft verwendete.

Im 2. Buch Mose, Kapitel 28 und 39, gibt Gott selbst Moses den Auftrag, das Hohepriestergewand für seinen Bruder Aaron anfertigen zu lassen: »Und du sollst Aaron, deinem Bruder, heilige Kleider machen, die herrlich und schön sind …« (2. Mose 28.2) Für die Brusttasche beziehungsweise den Brustschild des priesterlichen Gewandes gibt er folgende Anweisung: »Die Brusttasche sollst du wie den Priesterschurz machen, kunstreich gewirkt aus Gold, blauem und rotem Purpur, Scharlach und gezwirnter feiner Leinwand. Viereckig soll sie sein und doppelt gelegt … und du sollst sie besetzen mit vier Reihen von Steinen …« (2. Moses 28.15–17) »Zwölf sollen es sein in Siegelstecherarbeit nach den Namen der Söhne Israels, dass auf jedem eine Name stehe nach den zwölf Stämmen.« (2. Mose 28.21)

Die zwölf Steine im Brustschild des Hohenpriesters

1 Sarder Ruben	2 Topas Simeon	3 Smaragd Levi
4 Rubin Judah	5 Saphir Issachar	6 Diamant Zebulun
7 Hyazinth Dan	8 Achat Naphtali	9 Amethyst Gad
10 Chrysolith Asher	11 Onyx Joseph	12 Jaspis Benjamin

Die zwölf Edelsteine als Fundamente des neuen Jerusalem und Grundpfeiler der christlichen Kirche

In der Offenbarung des Johannes wird das neue Jerusalem geschildert: »Und ich sah einen neuen Himmel und eine neue Erde ... und ich sah die heilige Stadt, das neue Jerusalem, von Gott aus dem Himmel herabkommen, bereitet wie eine geschmückte Braut für Ihren Mann.« (Offenbarung 21.1–2) Unter anderem ist davon die Rede, dass das Fundament dieser himmlischen Stadt von zwölf Edelsteinen gebildet wird, die gleichzeitig die Grundpfeiler der christlichen Kirche sind. (Offenbarung 21.19–20) Diese Grundpfeiler des christlichen Glaubens werden wiederum den zwölf Aposteln zugeordnet, wobei der Apostel Matthias der Ersatzmann für Judas ist.

1 Jaspis Petrus	2 Saphir Jakob d. Ä.	3 Chalcedon Andreas
4 Smaragd Johannes	5 Sardonyx Jakob d. J.	6 Sarder Philippus
7 Chrysolith Bartholomeus	8 Beryll Thomas	9 Topas Matthäus
10 Chrysopras Thaddäus	11 Hyazinth Simon	12 Amethyst Matthias

Als erster Grundstein der Kirche Gottes ist der Jaspis Petrus zugeordnet, denn Jesus sagte: »Du bist Petrus, und auf diesen Felsen will ich meine Kirche bauen.« (Matthäus 16.18) Aber wir brauchen nicht nur einen Apostel, sondern alle zwölf, weil der christliche Glaube nach unserem apostolischen Glaubensbekenntnis auf allen zwölf Aposteln beruht. Wenn

Sie sich näher für die Bedeutung der einzelnen Apostel interessieren, empfehlen ich Ihnen die Biographie der Apostel in Hildegards letztem Buch *Von den göttlichen Werken* sowie die Legenden, die Jacques de Voragine, der Bischof von Gênes, im 13. Jahrhundert in seinem Werk *La Légende dorée* niedergeschrieben hat. Ebenfalls lesenswert ist Friedrich Beneschs Buch *Apokalypse*, Verlag Urachhaus, Stuttgart 1981.

Die Edelstein-Organuhr

Der Jaspis wird auch als Stein des kosmischen Frühlingspunktes im April bezeichnet. Das ist der Zeitpunkt, zu dem nach der alten Weltordnung das neue Jahr begann. Als Stein des Neuanfangs steht der Jaspis bei Hildegard an zehnter Stelle in der Stundenreihe, und zwar an dem Punkt, wo der Tag zu Ende geht und die Nacht beginnt. Dem Alten Testament zufolge beginnt der neue Tag mit dem Hereindämmern des Vorabends.

Aus den Angaben, die Hildegard über die Entstehung der Edelsteine macht, lässt sich eine Edelsteinuhr ableiten, die den Tag nach römischem und klösterlichem Brauch in vier Teile von je drei Stunden einteilt: Prim, Terz, Sext, Non, also dritte, sechste und neunte Stunde. Jedem Teil des Tages beziehungsweise jeder römischen Stunde werden drei Edelsteine zugeordnet: Damit kommen wir wieder auf dreimal vier, also insgesamt zwölf Steine.

Die Edelsteinuhr stimmt überraschend genau mit der Meridianuhr der traditionellen chinesischen Medizin überein, die Auskunft darüber gibt, in welcher Zeit welcher Meridian besonders aktiv ist. Vereinfacht gesagt besteht der Mensch der chinesischen Medizin zufolge nicht nur aus Materie, sondern auch und vor allem aus Energie, die den Körper in Leitbahnen, den so genannten Meridianen durchfließt. Es gibt zwölf Hauptmeridiane, die wiederum zwölf Organen zu geordnet werden. Diese Organe sind bis auf eines auch in der westlichen Medizin bekannt, aber in der chinesischen Medizin haben sie eine etwas andere Bedeutung. Sie werden nämlich als Organsysteme gesehen, die eine bestimmte Rolle im dynamischen Prozess des gesamten Körpers spielen. Eines dieser Organe ist, wie gesagt, in der westlichen Medizin überhaupt nicht bekannt: der Dreifach Erwärmer (*San Jiao*). Er steuert den Wasserhaushalt, bewegt das Qi (die Lebensenergie) und hält das Temperaturniveau im Körper.

Uhrzeit	**Edelstein**	**Organ**
05:00 Uhr	Smaragd vor Sonnenaufgang	Dickdarm
06:00 Uhr	Hyazinth erste Stunde des Tages	Dickdarm
07:00 Uhr	Hyazinth	Magen
08:00 Uhr	Hyazinth	Magen
09:00 Uhr	Hyazinth	Milz-Pankreas
10:00 Uhr	Onyx dritte Stunde	Milz-Pankreas
11:00 Uhr	Beryll nach dritter Stunde	Herz
12:00 Uhr	Beryll	Herz
13:00 Uhr	Sardonyx gegen Ende der fünften Stunde	Dünndarm
14:00 Uhr	Saphir Mittagshitze	Dünndarm
15:00 Uhr	Sarder am frühen Nachmittag	Blase
16:00 Uhr	Topas kurz vor der neunten Stunde	Blase
17:00 Uhr	Chrysolith nach der neunten Stunde	Niere
18:00 Uhr	Jaspis gegen Sonnenuntergang	Niere
19:00 Uhr	Prasem in der Abendstunde	Kreislauf
20:00 Uhr	Chalcedon nach Sonnenuntergang	Kreislauf
21:00 Uhr	Chalcedon	Dreifach Erwärmer
22:00 Uhr	Chalcedon	Dreifach Erwärmer
23:00 Uhr	Chalcedon	Gallenblase
24:00 Uhr	Chalcedon	Gallenblase
01:00 Uhr	Chalcedon	Leber
02:00 Uhr	Chalcedon	Leber
03:00 Uhr	Chalcedon	Lunge
04:00 Uhr	Chalcedon	Lunge

Edelsteine erkennen und prüfen

Für den Laien ist es äußerst schwierig, die Echtheit eines Edelsteins zu überprüfen, denn Edelsteine können mittlerweile so gut gefälscht werden, dass man die Fälschungen kaum von echten Steinen unterscheiden kann. Glasimitationen lassen sich sehr gut anhand der Mohs'schen Härteskala überprüfen, die von dem Mineralogen Friedrich Mohs (1773–1839) entwickelt wurde.

Die Mohs'sche Härteskala

Härte	Mineral	
1	Talk	mit dem Fingernagel ritzbar
2	Gips, Steinsalz	mit dem Fingernagel ritzbar
3	Kalkspat	mit dem Messer ritzbar
4	Flussspat	mit dem Messer ritzbar
5	Apatit	mit dem Messer ritzbar
6	Feldspat	mit Glas ritzbar
7	Quarz	ritzt Glas
8	Topas	ritzt Glas
9	Rubin	ritzt Glas
10	Diamant	ritzt alle anderen

Letzte Sicherheit über die Echtheit von Edelsteinen kann man eigentlich nur durch kostspielige kristallische Untersuchungen gewinnen, die nur von Mineralogen durchgeführt werden können. Daher ist und bleibt der Kauf von Edelsteinen absolute Vertrauenssache, und letztlich können sich sogar Experten irren. Beispielsweise wird der Goldtopas auch von den meisten Juwelieren mit dem Citrin verwechselt, denn nur die geriffelte Kristallstruktur gibt einen Hinweis darauf, dass es sich um einen echten Goldtopas handelt. Die in diesem Buch abgebildeten und beschriebenen Edelsteine stammen ausschließlich von zuverlässigen Edelsteinhändlern. Der

Preis eines Edelsteins ist vor allem von seiner Durchsichtigkeit abhängig. Grüne durchsichtige Smaragde gehören neben transparenten Diamanten zu den teuersten Steinen.

Kristallformen

Edelsteine haben jeweils charakteristische Kristallformen, wobei innerhalb eines Kristallsystems wiederum viele andere Kristallformen möglich sind. Innerhalb des kubischen Systems kann es beispielsweise auch Oktaeder geben. Es gibt sieben typische Kristallformen:

- Triklin: drei ungleiche, zueinander schiefe Achsen
- Monoklin: drei ungleiche, davon zwei zueinander schiefe Achsen
- Rhombisch: drei ungleiche, zueinander senkrechte Achsen
- Tetragonal: drei zueinander senkrechte Achsen, davon zwei gleich
- Kubisch: drei gleiche zueinander senkrechte Achsen
- Hexagonal: drei gleiche Achsen, je 60° zueinander, ungleiche Achse senkrecht dazu
- Trigonal: wie hexagonal, jedoch mit dreieckiger Grundform im Querschnitt

Die Kristallform bestimmt die physikalischen Eigenschaften des Edelsteins, zum Beispiels die Härte, den Bruch, den Schliff und die Lichtbrechung. Die Lichtbrechung, also die Ablenkung eines Lichtstrahls beim Durchgang durch einen Edelstein wird im Absorptionsspektrum des Edelsteins gemessen. Bei den meisten transparenten Edelsteinen ist es so, dass ein Lichtstrahl beim Eintritt in den Kristall in zwei Strahlen zerlegt wird. Diese Doppelbrechung lässt sich physikalisch bestimmen und ist charakteristisch für echte Edelsteine.

Die sieben Kristallklassen

KUBISCH	HEXAGONAL	TRIGONAL	TETRAGONAL	RHOMBISCH	MONOKLIN	TRIKLIN
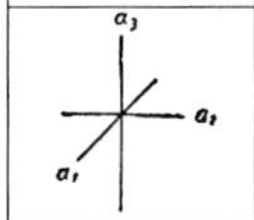 a_3, a_1, a_1	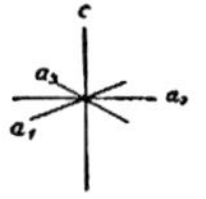 c, a_3, a_1, a_2		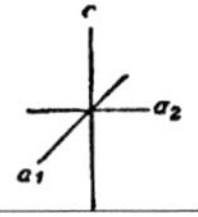 c, a_2, a_1	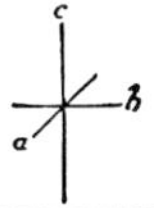 c, b, a	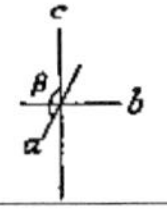 c, β, b, a	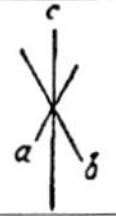 c, a, b
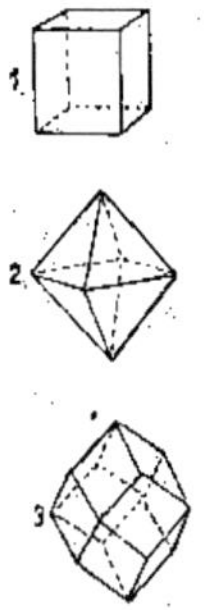 1, 2, 3	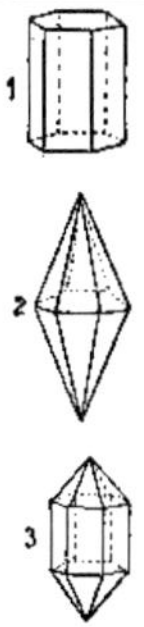 1, 2, 3	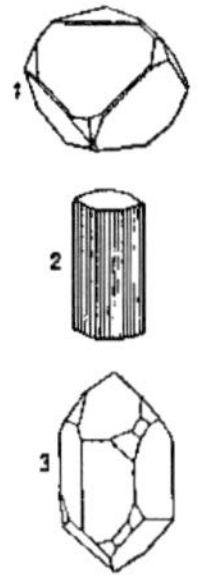 1, 2, 3	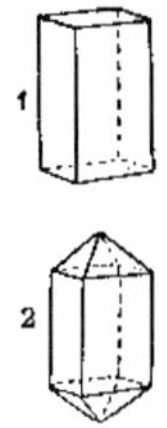 1, 2	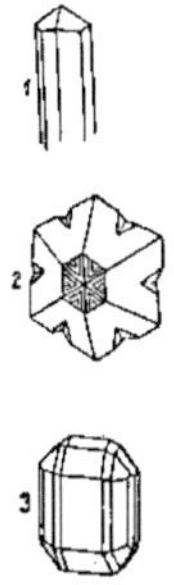 1, 2, 3	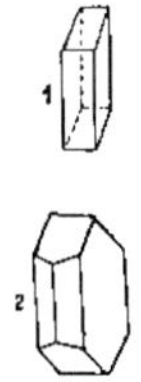 1, 2	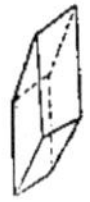
Diamant	**Beryll, Smaragd, Bergkristall**	**Chalzedonfamilie**	**Hyazinth**	**Topas, Rubin, Saphir,**	**Feldspat**	**Kaolinit**

nach G. O. Wild = Praktikum der Edelsteinkunde, Stuttgart 1937

1 Achat

Mineralogie

Achate gehören zur Familie der Quarze. Sie sind vielfarbig, meist undurchsichtig und weisen im Querschnitt ein Muster aus konzentrisch angeordneten Bändern auf. Erscheinungsformen, bei denen diese Bänder fehlen, nennt man, je nach Färbung, Chalcedon, Chrysopras, Karneol, Onyx, Prasem oder Sarder. Sie alle bestehen aus Quarzschichten, deren feine, rhomboedrische Kristallstruktur erst unter dem Mikroskop sichtbar wird. Zur gleichen Familie gehören der wasserklare Bergkristall, der rosarote Rosenquarz, der braune Rauchquarz und der violette Amethyst. Letztere bilden große, kräftige, rhomboedrische Kristalle, die mit bloßem Auge sichtbar sind. Quarz ist das am weitesten verbreitete Mineral unserer Erde, das bei Vulkanausbrüchen durch Abkühlung der brodelnden Lava aus Kieselsäure entsteht.

Die Farbenvielfalt der Achate (rot, blau, grün, grauweiß oder bunt) wird durch unterschiedliche Einlagerungen hervorgerufen: Eisen, Mangan oder Chrom. Auf die Heilkraft der Achate und auf ihr Anwendungsgebiet hat diese Farbenvielfalt jedoch keinen Einfluss. Je nach Farbe und Aussehen unterscheidet man zwischen Augenachat, Aprikosenachat, Streifenachat, Weißem Achat oder Friedensachat, blauem, grünrotem und buntem Achat, Blutachat, Ozeanachat, Feuerachat, Baumachat, Schneckenachat und Moosachat.

Hildegard schreibt, dass der Achat aus dem Sand des Wassers geboren wird und seine Kraft mehr aus Luft und Wasser als aus dem Feuer bezieht. Wie wir heute wissen, entsteht Achat aus abgekühltem vulkanischem Gestein, in dessen

Hohlräume heiße Kieselsäure eindringt und dort auskristallisiert. Die Kristallisation beginnt außen und setzt sich zur Mitte hin fort, wobei sich die charakteristischen Bänder bilden. Luft, Wasser und Wind lassen das Magmagestein allmählich verwittern, und die Achatdrusen werden im Schwemmsand der Flüsse weit weg transportiert. Wenn man diese Geröllkugeln aufschneidet und schleift, kommen schöne farbige Muster zum Vorschein, die manchmal an die kreisrunden Jahresringe von Bäumen erinnern. Achatdrusen gibt es in allen Größen, von Knöllchen in Millimetergröße bis zu Blöcken von einigen Zentnern Gewicht. Manchmal sind die Wände dieser Drusen auch noch mit Amethyst oder Bergkristall besetzt.

Chemische Zusammensetzung und Härte

Achat besteht aus Siliziumdioxid und ist eine kryptokristalline Varietät des Quarzes. Anteile von Eisen- und Manganoxid färben den Achat rot, braun, grau, blau oder grün. Auf der Mohs'schen Härteskala hat er den Härtegrad 7.

Lagerstätten und Fundorte

Seinen Namen verdankt der Achat dem sizilianischen Fluss Achates (italienisch: Acate), denn dort soll er zur Zeit des Theophrastus erstmalig gefunden worden sein. Einer anderen Quelle zufolge ist der Name von dem griechischen Wort *agathes,* »das Gute«, abgeleitet.

Das einst so wichtige Achatlager von Idar-Oberstein war schon früh bekannt und wurde bereits von den Römern ausgebeutet. Große Achatvorkommen befinden sich auch im Schwarzwald sowie in China, Indien, Ägypten, Madagaskar, Mexiko, Brasilien, Uruguay und Nordamerika.

Geschichtliche Überlieferung

Auf Geheiß Gottes zierten zwölf Edelsteine das Priestergewand des Aaron, das im 2. Buch Mose, Kapitel 28 genau beschrieben wird. Der Achat war einer davon. Nur der Hohepriester durfte dieses heilige Gewand tragen und war damit würdig, die Weisheit Gottes zu verkünden.

Die ältesten bearbeiteten Achate stammen aus Ägypten und China, aber auch die Sumerer waren in der Kunst der Achatschneiderei bewandert. Achatkünstler aus Griechenland sind uns sogar namentlich bekannt. Beispielsweise arbeitete Pyrgoteles für Alexander den Großen. Auch in Rom entstanden wunderschöne Gemmen, Pokale, Ringe, Ketten und Schmucksteine aus Achat. Nach der Schlacht bei Cannae nahm man den gefallenen römischen Soldaten die Ringe ab und schickte sie als Trophäen nach Karthago. In Byzanz wurde der Achat nicht nur bearbeitet, sondern auch kunstvoll gefärbt. Die berühmteste Gemme aus Achat gehörte Kaiser Augustus und befindet sich heute in einem Wiener Museum.

Marbod von Rennes (1035–1123), Bischof von Rennes in der Bretagne, schrieb das *Liber de gemmis*, ein Edelsteinbuch in Versen, in dem er Kenntnisse weitergibt, die er wiederum aus einem Edelsteinbuch bezog, das der arabische König Evax dem römischen Kaiser Tiberius Claudius Nero geschickt hatte. In Marbods Buch werden unter anderem sämtliche Heilkräfte von Edelsteinen beschrieben, die später auch in Hildegards Edelstein-Heilkunde erwähnt werden. Es liegt also nahe anzunehmen, dass Hildegard von Marbod abgeschrieben hat. Eine eingehende Prüfung ergibt jedoch, dass sich die von Marbod beschriebenen Heilwirkungen der Edelsteine völlig von denen unterscheiden, die Hildegard beschreibt, und dass Hildegard eine viel genauere und viel besser praktizierbare Edelsteinheilkunde vorgelegt hat als sämtliche Autoren vor ihr. Das ist ein weiterer Beweis für die originale und visionäre Arbeitsweise der Äbtissin. Dennoch möchte ich an dieser Stelle einige interessante Bemerkungen aus Marbods Edelsteinbuch wiedergeben:

Der Achat wurde zum ersten Mal im Fluss Achates in Sizilien gefunden, dessen Namen er auch trägt. Seine Oberfläche ist wie mit natürlichen Adern durchzogen. Auf Kreta findet man Achate, deren Glanz den bunten Korallen ähnelt und die mit goldenen Adern durchzogen sind.

Der Achat vertreibt das Gift und alles, was von den Giftschlangen produziert wird. Der Achat lindert den Durst und schärft die Sehkraft.

Wer den Achat trägt, wird stark. Er verleiht die Gabe der Redekunst, Anmut, eine schöne Haut und die Fähigkeit, andere in weltlichen und spirituellen Dingen zu überzeugen.

Formen und Aussehen

In der Hildegard-Heilkunde werden Achatketten, Achatanhänger, Achatringe und Achatarmbänder verwendet.

Anwendung

1. Insektenstiche, Zeckenbisse, Skorpionstiche, Tarantel- und andere Spinnenbisse

Es empfiehlt sich, immer eine Achatscheibe in der Hausapotheke zu haben und sie auf Wanderungen mit sich zu führen. Wenn man von einem Insekt gestochen oder von einer Zecke gebissen wurde, drückt man den in der Sonne gewärmten Stein sofort auf die Stich- oder Bissstelle. Meist vergehen kaum fünf Minuten, bis der Schmerz nachlässt und die Schwellung zurückgeht. In hartnäckigen Fällen kocht man Wasser und hängt den Achat in einem Teesieb darüber, bis der Wasserdampf als Kondenswasser von dem Stein zurücktropft. Zum Schluss legt man den Achat eine halbe Stunde lang direkt in das Wasser, das nun aber nicht mehr weiterkochen darf. Mit diesem Achatwasser befeuchtet man ein Leinentuch und legt es eine Stunde lang als Kompresse auf die Bissstelle. Bei Bienen- und Wespenstichen hat sich auch das Einreiben mit Spitzwegerichsaft gut bewährt. Bei Zeckenbissen, die zunehmend gefährlicher werden (Gefahr von Gehirnhautentzündung), kann diese Behandlung eine erste Hilfe sein. Sollte ein kreisrunder Fleck um die Bissstelle sichtbar bleiben, muss der Patient unbedingt ärztlich behandelt und sein Blut auf Borreliose untersucht werden.

2. Verhütung von Epilepsie und pseudoepileptischen Anfällen
Diese Anwendung erfordert, dass immer ein Achat als Anhänger auf der Haut getragen und regelmäßig Achatwasser herstellt wird. Beginnend bei Vollmond legt man einen Achat drei Tage lang in ca. 10 Liter Wasser und entfernt ihn am vierten Tag, um das Wasser kurz aufwallen zu lassen, ohne es zu kochen. Durch dieses leichte Erhitzen oder »Pasteurisieren« wird das Achatwasser haltbar gemacht, so dass man es an den folgenden Tagen bis zum Neumond zum Trinken und Kochen verwenden kann.

»Zusätzlich wird ein Achat in alle Getränke gelegt, Wein oder Wasser. Diese Behandlung dauert zehn Monate und der Kranke wird geheilt, außer Gott will (noch) nicht.«

Diese Einschränkung ist keineswegs als Rückzugsklausel für Misserfolge gedacht. Vielmehr soll sie den Kranken ermutigen, alles in seiner Macht Stehende zu tun, um seine schwere Krankheit in den Griff zu bekommen. Zu den Dingen, die der Kranke selbst tun kann, gehören zum Beispiel eine Epilepsie-Diät (in meinem Buch *Die Ernährungstherapie der Hildegard von Bingen* näher beschrieben) und das ständige vorbeugende Einnehmen von täglich dreimal einer Galganttablette oder von fünf- bis dreißigprozentigem Galganthonig. Galganthonig kann man leicht selbst herstellen, indem man fünf bis dreißig Gramm Galgantpulver mit abgeschäumtem Blütenhonig verrührt. Davon werden dann dreimal täglich ein bis drei Messerspitzen vor dem Essen eingenommen. Das Mittel hilft vor allem Kindern, die unter so genannten pseudoepileptischen Anfällen leiden, und macht die paradox wirkenden Antiepileptika überflüssig.

3. Hemmungen, Schulangst, Prüfungsangst, Aufregung; als Mittel zur Förderung der Redekunst; besonders geeignet für Teenager und Politiker

Hildegard schreibt zu diesem Thema: »Wer einen Achat als Anhänger oder Kette auf seiner Haut trägt, wird feinfühlig, klug im Gespräch und geschickt im Umgang mit Menschen. Durch die dem Achat innewohnende Stärke werden die Menschen gesund und tüchtig.«

Wer möchte nicht klug, gesund und tüchtig sein und Kinder haben, die genau das auch sind? Der Achat ist das Mittel der Wahl für schüchterne Kinder. Aber auch viele Erwachsene kennen das »Mikrophongefühl«, das man hat, wenn klar ist, dass man gleich auf eine brisante Frage antworten soll und einem vor lauter Aufregung fast das Herz still steht oder die Sprache wegbleibt. Bei Menschen, denen oft zur rechten Zeit das rechte Wort einfallen muss, kann ein Achatarmband, eine Achatscheibe oder eine schöne Achatkette Wunder wirken.

4. Mondsüchtigkeit, Sucht, Quartalssauferei, Kleptomanie

In der Zeit um Vollmond sind auch Kneipen und Gefängnisse voll, weil sich manche Menschen besonders in dieser Zeit anders verhalten als normalerweise. Oft werden durch den Vollmond irgendwelche Süchte ausgelöst, wie Alkoholismus, starkes Rauchen oder Drogensucht. Manche Menschen stehlen, obwohl sie das gar nicht nötig haben, und wieder andere sind mondsüchtig oder laufen von zu Hause weg. Andere können in der Zeit um Vollmond nicht gut schlafen.

Wer unter diesen Zuständen leidet, hat im Achat einen großen Schutz, wenn er ihn ständig als Kette oder Anhänger auf der Haut trägt und Achatwasser zum Trinken und zum Kochen aller Speisen verwendet. Das Achatwasser wird wie oben beschrieben hergestellt und die Kur damit wird ein halbes Jahr durchgehalten.

5. Schutz vor Diebstahl
Dieben kann man das Handwerk legen, indem man das ganze Haus allabendlich vor dem Schlafengehen kreuzweise durchschreitet und dabei einen Achat auf der flachen Hand vor sich herträgt. Schaden kann es nicht und es gibt einem bestimmt ein gutes Gefühl, wenn man den Dieben auch sonst keine Chance lässt.

Patientenberichte

1. Achatkur gegen Alkoholismus
Mein Mann war Koch und hatte immer Wein zum Verfeinern der Speisen parat. So ist er auf den Geschmack gekommen. Besonders in der Zeit um Vollmond stieg sein Alkoholkonsum, und am Ende war er ein richtiger Alkoholiker. Unsere Ehe war teilweise unerträglich, weil mich mein Mann, der mich eigentlich heiß und innig liebt, unter Alkoholeinfluss auch geschlagen hat. Schließlich mussten wir unseren Betrieb verkaufen und mein Mann musste als Koch in verschiedenen Wirtschaften arbeiten. Von seinem letzten Chef wurde er wegen Trunkenheit bei der Arbeit gefeuert, denn ein betrunkener Koch gefährdet sich und andere. Eigentlich war ich ganz froh darüber, weil mein Mann auf diese Weise zur Einsicht gezwungen wurde, dass es so nicht weitergehen konnte. Ich schenkte ihm eine Achatkette, die er seitdem regelmäßig trägt. Zusätzlich beschloss er, eine Entziehungskur zu machen. Nach drei Monaten war es geschafft. Mein Mann

war ein völlig anderer Mensch geworden und bedankte sich bei seinem letzten Chef dafür, dass er ihn gefeuert hatte. Ich selbst hätte nie die Kraft gehabt, meinen Mann an die Luft zu setzen, obwohl ich in all den Jahren sehr unglücklich gewesen war und oft mit dem Gedanken gespielt hatte, mich von ihm zu trennen. Nun sind wir beide wieder froh und glücklich. Und dabei hat der Achat sehr geholfen.

2. Achatkur gegen pseudoepileptische Anfälle nach einer Gehirnerschütterung

Ein zehnjähriger Schüler litt seit seinem vierten Lebensjahr unter pseudoepileptischen Anfällen, die nach einer Gehirnerschütterung erstmals und später bis zu ein- bis zweimal täglich auftraten. Antiepileptika hatten teilweise zu paradoxen Reaktionen geführt und dazu, dass die Anfälle noch stärker und noch häufiger auftraten. Seit der Junge die oben beschriebene Achatkur durchführte und ständig eine Achatscheibe an einer Goldkette auf der Haut trägt, hat er keine Anfälle mehr.

2 Amethyst

Mineralogie

Der violette, durchsichtige Kristall aus der Familie der Quarze wächst, wie Hildegard schreibt, wenn die Sonne ihren selten zu sehenden Lichtring, den so genannten Sonnenhalo, zeigt. Damit will sie darauf hinweisen, dass der Amethyst nicht direkt im Vulkanfeuer auskristallisiert, sondern im Hof des Vulkans, nämlich beim Abkühlen der Magma, wenn die Luft schon wieder kalt wird.

In der Tat kristallisierte der Amethyst vor 500 Millionen Jahren aus einer kieselsäurehaltigen Mutterlauge im abgekühlten Vulkangestein. In den charakteristischen Amethystdrusen findet man sehr schöne, sechsflächige Amethystkristalle auf Quarz.

Durch Erhitzen verliert der Amethyst seine Farbe und wird gelb wie ein Citrin. Solche gelben Amethyste werden im Fachhandel als »Goldtopase« angeboten. Tief violette Amethyste erhält man durch Bestrahlung mit Röntgenstrahlen. Außerdem werden heute auch oft synthetische Amethyste angeboten. Fälschungen und Imitationen haben jedoch keine Heilkraft mehr.

Chemische Zusammensetzung und Härte

Amethyst besteht aus Siliziumdioxid mit Einlagerungen von Mangan und Eisen. Letzteren verdankt dieser Kristall seine violette Farbe. Auf der Mohs'schen Härteskala hat der Amethyst den Härtegrad 7.

Lagerstätten und Fundorte

Die deutschen Amethystlager in Idar-Oberstein und den Zillertaler Alpen sind längst erschöpft. Heute findet man Amethysten nur noch in Brasilien, Uruguay, den Vereinigten Staaten sowie auf Madagaskar, im Ural, in Rumänien und Sambia. Die größte Amethystdruse wurde im Jahre 1900 im südbrasilianischen Staat Rio Grande do Sul gefunden. Diese Druse wog acht Tonnen, hatte eine Grundfläche von zehn mal drei Metern und war fünf Meter hoch. Ein zweihundert Kilo schweres Stück dieses Amethysten liegt heute in einem Museum in Washington.

Geschichtliche Überlieferung

Wie der Achat gehört auch der Amethyst zu den zwölf Steinen im Brustschild des Hohenpriesters. Außerdem ist er einer der zwölf Grundsteine, auf denen das Neue Jerusalem aufgebaut ist und damit die ganze christliche Kirche.

Der Name Amethyst kommt vom griechischen *a-methyein*, wobei *methy* ursprünglich »Met« bedeutet und *a-methy* demnach »ohne Met«, also »ohne Rausch« oder »nicht betrunken«. Met war der berauschende Honigwein, den die Indogermanen in Griechenland eingeführt hatten, wo er dem Wein Konkurrenz machte. In der griechischen Sage lässt Diana eine Nymphe des Bacchus in einen Amethysten verwandeln. Seitdem nennt man ihn auch »Bacchusstein«. Der »weinfarbene« Amethyst sollte die Betrunkenen wieder nüchtern machen und sogar vor Trunkenheit schützen. Daher pflegte man im Altertum aus funkelnden Amethystpokalen zu trinken, und Säufern wurde Amethystpulver gegen Trunkenheit, Delirien und Folgekrankheiten des Alkoholismus in den Trank gemischt. Auch bei Marbod von Rennes steht, dass der Amethyst die Trunkenheit verhütet. Ob es geholfen hat, weiß keiner. Jedenfalls hilft es heute nicht mehr und auch Hildegard verliert kein Wort über diese Wirkung des Amethyst.

Der heilige Hieronymus bemerkte, dass der Adler seinen Jungen zum Schutz vor Schlangen (Symbol für seine Feinde) einen Amethysten ins Nest legt.

Buddhistische Mönche in Tibet verwenden Rosenkränze aus Amethyst, um sich in einen meditativen Zustand zu versetzen. Christliche Bischöfe tragen einen Amethystring, der die Klarheit ihres Geistes fördern soll.

Im Altertum und im Mittelalter nahm man den Amethysten zu Heilzwecken meist in pulverisierter Form zu sich. Papst Clemens VII. nahm während seiner tödlichen Erkrankung im Jahre 1534 pulverisierte Steine im Wert von 40.000 Golddukaten ein, was einem Wert von mehreren Millionen Euro entspricht. Das berühmte arabische Rezept »Electuarium ex gemmis« enthielt das Pulver fünf verschiedener Edelsteine, darunter auch das des Amethysten.

Die russische Zarin Katharina die Große besaß die berühmteste Amethystsammlung der Welt und schickte Tausende von Arbeitern zum Amethystabbau ins Uralgebirge. Königin Charlotte von England trug ein Amethystarmband, das im 18. Jahrhundert noch 2000 Pfund Sterling wert war, zweihundert Jahre später aber nur noch hundert Pfund, weil die enormen brasilianischen Vorkommen den Wert der Amethysten rasant abstürzen ließen.

Formen und Aussehen

In der Hildegard-Heilkunde werden gern Ketten, Anhänger, Schmeichelsteine, Ringe oder Armbänder aus Amethyst verwendet.

Anwendung

1. Amethyst und Amethystwasser gegen Gesichtsflecken, Altersflecken, Basaliome und als Kosmetikum
Mit diesem Stein kann man lästige Altersflecken beseitigen. Befeuchten Sie einen Amethysten mit Speichel und bestreichen Sie die Altersflecken mehrmals täglich mit dem feuchten Stein, bis sie verschwinden. Die Gesichtshaut wird schön und zart, wenn Sie Ihr Gesicht täglich mit Amethystwasser waschen. Amethystwasser können Sie leicht selbst herstellen, indem Sie Wasser kochen und einen Amethysten in einem Sieb darüber hängen, bis das sich auf dem Stein niederschlagende Kondenswasser in das kochende Wasser zurücktropft. Anschließend legen Sie den Stein in das Wasser, das nun nicht mehr weiterkochen darf, und lassen ihn dort liegen. Mit dem so aktivierten Wasser befeuchten Sie Ihr Gesicht.

2. Schwellungen, Hämatome, Zysten, Überbeine, Knoten
Auch für diese Anwendung, die Sie mehrmals täglich wiederholen, befeuchten Sie den Amethysten mit dem eigenen Speichel und bestreichen die Schwellung damit. Heute wissen wir, dass der Speichel Rhodanid enthält, ein natürliches Antibiotikum und Zellwachstumsmittel, das in großen Mengen auch im Dinkel vorkommt. Diese Behandlung hat sich bei Blutergüssen, Zysten und ähnlichen Beschwerden sehr gut bewährt.

3. Zeckenbisse, Insektenstiche, Spinnenbisse
Wie der Achat hat auch der Amethyst die Eigenschaft, nach Insektenstichen oder Spinnenbissen auftretende Schmerzen und Schwellungen zum Verschwinden zu bringen. Bestreichen Sie die betroffene Stelle mehrmals täglich mit dem Amethysten, bis die Beschwerden verschwunden sind. Zeckenbisse können gefährlich werden, wenn sich um die Bissstelle herum ein großer roter Hof bildet. In diesem Falle soll-

ten Sie auf jeden Fall einen Arzt aufsuchen, um eine Infektionsgefahr auszuschließen. Zur Entgiftung des Körpers nach Hildegard sind der Aderlass und die Stärkung der körpereigenen Abwehrkräfte mit dem Wasserlinsentrank die ersten Mittel der Wahl.

4. Amethyst-Sauna bei Vorkrebskrankheit, Abwehrschwäche, Krebskrankheit, Schmerzen nach Knochenmetastasen und zur Entgiftung des Körpers über die Haut
Einen Aufguss für die Amethyst-Sauna stellen Sie her, indem Sie einen Amethysten fünf Tage lang in kaltem Wasser liegen lassen. Dann legen Sie ihn in ein Sieb, hängen dieses über den Wassertopf und kochen das Wasser, bis das Kondenswasser, das sich an dem Stein niedergeschlagen hat, in den Topf zurücktropft. Zum Schluss lassen Sie den Stein eine Stunde lang im abkühlenden Wasser liegen und entfernen ihn dann. Mit dem so gewonnenen Amethystwasser übergießen Sie die heißen Saunasteine, lassen es verdampfen und atmen den Dampf ein. Wenn Sie keine Sauna haben, können Sie auch ein Amethystdampfbad nehmen. Stellen Sie den Topf mit dem dampfend heißen Amethystwasser auf den Tisch, legen Sie sich ein Tuch über den Kopf und inhalieren Sie den Wasserdampf. Diese Anwendung bewirkt, dass die Schlackenstoffe über die Haut ausgeschieden werden. Dadurch wird das Abwehrsystem gestärkt und die »Krebsviren« oder Krebs auslösenden Stoffe werden aus dem Körper entfernt. Bei Krebsschmerzen kann die Anwendung nach sechs Wochen wiederholt werden. In der Zwischenzeit sollte man den Wasserlinsentrank und das pflanzliche Phytodolor gegen Schmerzen einnehmen. Hildegard bezeichnet die Krebsauslöser als *pediculi*, wörtlich »Vielfüßler«. Heute wissen wir, dass fast alle Viren Krebs auslösen können: Influenzaviren, Hepatitisviren, Epstein-Barr-Viren, Warzen-Papilloma-Viren, ja sogar das Bakterium Helicobacter pylori.

Hildegard empfiehlt die Saunatherapie mehrfach als Mittel zur Stärkung der körpereigenen Abwehr. Auch wenn man es mit Hilfe dieser Therapie nicht schafft, die Viren zu vertreiben, werden deren giftige Stoffwechselprodukte mit dem Schweiß über die Haut ausgeschieden.

Patientenberichte

1. Schleimbeutel

Ich hatte einen Schleimbeutel am Ellenbogen, der so groß war wie ein Hühnerei. Die Ärzte wollten operieren, aber bevor ich zustimmte, machte ich einen Versuch mit dem Amethysten. Ich befeuchtete den Stein mit Speichel und strich damit über den Schleimbeutel. Zusätzlich massierte ich Veilchencreme ein. Nach drei Tagen war der Schleimbeutel viel kleiner, und nach einer Woche war er ganz weg.

2. Basaliome

In meinem Gesicht bildeten sich immer wieder pfenniggroße Hautflecke, die mein Hautarzt als gutartige Basaliome bezeichnete. Eine Operation lehnte ich zunächst ab. Statt dessen strich ich mehrmals täglich mit einem speichelfeuchten Amethysten über die Hautflecken und massierte außerdem Veilchencreme ein. Nach zwei Wochen fielen alle Hautflecken von allein ab, und ich brauchte nicht mehr operiert zu werden.

3. Vermehrte Kallusbildung

Mein dreizehnjähriger Sohn zog sich bei einem Motorradunfall einen zweifachen Oberschenkelbruch zu. Nach Stabilisierung mit einem Nagel heilte der Bruch sehr rasch aus und die Knochenneubildung verlief so gut, dass es um die Bruchstelle zu einem Kallus in Faustgröße kam, den die Ärzte operativ entfernen wollten. Wir lehnten ab und bestrichen die Wucherung täglich mit einem speichelfeuchten Amethysten.

Nach drei Monaten war der Kallus soweit verschwunden, dass man ihn äußerlich nicht mehr sehen konnte. Durch Krankengymnastik und nach Entfernung des Nagels wurde das rechte Bein wieder ganz funktionstüchtig.

4. Schmerzbeseitigung

Beim Schlittschuhfahren fiel ich aufs Steißbein und hatte danach wahnsinnige Schmerzen. Sofort befeuchtete ich einen Amethystschmeichelstein mit Speichel und legte ihn auf die schmerzende Stelle. Nach einer halben Stunde war der Schmerz weg.

3 Bergkristall

Mineralogie

Der glasklare Bergkristall steht in wohltuendem Kontrast zu den farbenprächtigen Edelsteinen. Er wird daher auch als Inbegriff der Klarheit, Reinheit und vollkommenen Erleuchtung geschätzt. Sein Name kommt vom griechischen *krystallos*, »Eis«, und weist auf seine Beziehung zu den Urformen aller Kristalle, den Eiskristallen hin. Lange Zeit glaubte man, Bergkristall sei versteinertes Eis.

Bergkristall kommt in mannigfaltigen Kristallformen vor, als Monolith, Doppelender oder mit Zwillingsspitzen. Er kristallisiert in den Hohlräumen von Gesteinen und Erzen aus kieselsäurehaltiger Vulkanmasse oder flüssiger Magma und bildet hexagonale Kristalle, meistens mit sechs Flächen. Flächen und Kanten bilden einen Winkel von 120 Grad. Je nach Lage der Flächen unterscheidet man zwischen links- und rechtsdrehenden Quarzen.

Quarze sind meistens farblos, milchweiß oder grau, aber es gibt auch farbige Varietäten: Der Rosenquarz, der alle Fähigkeiten und Kräfte des Bergkristalls in sich birgt, erinnert mit seiner rosaroten bis dunkelrosa Farbe an frisch erblühte Rosen. Er ist meistens undurchsichtig und verdankt seine Farbe Spuren von Mangan. Der Rauchquarz ist rauchfarben und durchsichtig. Der schwarze Bergkristall heißt Morin. Die trübblaue Farbe des Saphir- oder Blauquarz ist auf Einschlüsse feinster Rutilnädelchen zurückzuführen.

Chemische Zusammensetzung und Härte

Bergkristall besteht aus wasserklarem Siliziumdioxid. Auf der Mohs'schen Härteskala hat er den Härtegrad 7.

Lagerstätten und Fundorte

Die Hauptfundgebiete für Bergkristall liegen in den Alpen, auf Ceylon, in Arkansas/USA, und in Brasilien. Im österreichischen Zinggenstock in der Nähe von Grimsel wurden aus dem so genannten Kristallkeller mehr als tausend Doppelzentner Bergkristalle von einzigartiger Schönheit gefördert. Einige Stücke wogen bis zu acht Zentner. Im Riedenburger Kristallmuseum steht der größte Bergkristall der Welt. Er wiegt vierzig Tonnen, ist drei Meter lang, zwei Meter breit und fast zwei Meter hoch. Dieser Gigant wurde 1981 bei Hot Springs in Westarkansas gefunden.

Geschichtliche Überlieferung

In der traditionellen Überlieferung ist selten vom Bergkristall die Rede, weil die Griechen, von denen die Araber abgeschrieben haben, in diesem Stein kaum Heilwirkungen entdeckten. Marbod von Rennes berichtet lediglich, dass ein Electuarium aus Bergkristallpulver und Honig einer Mutter, welche ihr Baby stillt, die Brüste füllt.

Im Jahre 1880 entdeckten die französischen Physiker Paul und Pierre-Jacques Curie die piezoelektronischen Eigenschaften des Bergkristalls. Bergkristall lädt sich durch Sonneneinstrahlung elektrisch auf und dehnt sich aus. Diese Ausdehnung kann in mechanische Energie transformiert werden. Mit der Entdeckung dieses Effekts, der schon den Bewohnern des untergegangenen Erdteils Atlantis zur Energiegewinnung aus Sonnenenergie gedient haben soll, begann der Siegeszug der Quarze in der Elektronik. Heute werden Schwingquarze vielfach industriell genutzt: in Quarzuhren, in der Radio- und Fernsehtechnik und in der Mikroelektronik. Allerdings werden sie mittlerweile meistens aus künstlichen Quarzen hergestellt. Auch in der Heilkunde kommen die künstlich gezüchteten *healing sticks* oder »Laserkristalle«, 15 Zentimeter lange Doppelpyramiden oder Einzelkristalle, zum Einsatz. Die Kraftfelder dieser künstlichen Kristalle dringen wegen ihrer Reinheit oft noch tiefer und stärker in den Körper ein als die Kraftfelder natürlich gewachsener Kristalle. Dennoch werden in der Hildegard-Heilkunde nur natürlich gewachsene Bergkristalle eingesetzt.

Formen und Aussehen

In der Hildegard-Heilkunde werden Ketten, Scheiben, Anhänger, Schmeichelsteine, Ringe und Armbänder aus Bergkristall verwendet.

Anwendung

Bergkristall hat eine besonders intensive Wirkung auf die Hormonregulation und das Autonome Nervensystem (ANS), auch Vegetatives Nervensystem genannt. Bis vor kurzem war die Schulmedizin der Ansicht, dass das ANS nicht vom menschlichen Willen beeinflusst werden kann und dass es die Körperfunktionen und Organe autonom, also sozusagen automatisch reguliert. Mittlerweile haben unzählige Versuche im Bereich der ganzheitlichen Medizin jedoch ergeben, dass das Autonome Nervensystem sehr wohl willentlich beeinflusst und durch Gebete, Meditation, Entspannung und kreatives Tun ins Gleichgewicht gebracht werden kann. Das hat beispielsweise zur Folge, dass das Herz ruhiger schlägt, dass der Blutdruck sich normalisiert, die Atmung sich vertieft und das körpereigene Immunsystem sich allmählich wieder stabilisiert. Ein chaotischer Lebensstil, Stress, Aufregung, Zorn, Ärger, Überforderung und Verletzungen lassen das ANS außer Rand und Band geraten. Dadurch wird die Abwehrkraft geschwächt und die Darmflora zerstört; der Blutdruck steigt, das Herz rast und die Körperfunktionen geraten durcheinander. Aus Mangel an geeigneten Medikamenten hat man dieses Erscheinungsbild lange Zeit als Hysterie oder »Vegetative Dystonie« abgetan. Doch hier kann der Bergkristall helfen.

1. Störungen der Schilddrüsenfunktion, Schilddrüsenüberfunktion und Verdauungsstörungen mit oder ohne Durchfall, Herzbeschwerden, Herzklopfen, Herzrasen, Vorhofflimmern (Kropfherz) und gastro-kardiale Beschwerden

Bei Herz-, Magen- oder Bauchbeschwerden legt man einen Bergkristall oder, noch besser, eine Bergkristallscheibe von drei bis fünf Millimeter Durchmesser in die Sonne, bis sie warm ist, und dann eine viertel Stunde lang in ein Glas Wasser. Dieses so aktivierte Bergkristallwasser trinkt man täglich. Wenn die Sonne nicht scheint, legt man den Bergkristall über Nacht in eine Karaffe mit etwa zwei Liter Wasser und verwendet das Bergkristallwasser dann zum Trinken und Kochen.

2. Schilddrüsenschwellung, Kropfbildung, so genannte kalte Knoten

Wenn Sie unter diesen Beschwerden leiden, wärmen Sie den Bergkristall in der Sonne und legen ihn dann in ein Glas Wein oder Wasser, das Sie später trinken. Tragen Sie zusätzlich eine Bergkristallkette aus glasklaren oder undurchsichtigen Steinen, und zwar so eng am Hals, wie Sie es noch bequem finden. Im Laufe der Zeit können Sie beobachten, dass die Kette immer länger beziehungsweise Ihr Hals immer dünner wird. Messen Sie Ihren Halsumfang vor und nach der Anwendung und lassen Sie sich mindestens drei Monate Zeit. Diese Behandlung hat schon vielen Patienten eine Kropfoperation erspart.

3. Synkope, eine Beschwerdenkette mit Schlaflosigkeit, Nervenschwäche, Schilddrüsenüberfunktion, Herzrasen, Ohnmachtneigung und innerer Unruhe; Herz-Kreislaufschwäche, Bewusstseins- und Tonusverlust, Nervenzusammenbruch
Mehrere Bergkristallscheiben werden täglich in der Sonne erwärmt und dann auf das Sonnengeflecht zwischen Brustbein und Bauchnabel aufgelegt. Wenn Sie ein Sonnenbad nehmen, können die Scheiben auf dem Körper liegen bleiben. Zusätzlich wird Bergkristallwein beziehungsweise Bergkristallwasser getrunken. Diese Behandlung hat einen beruhigenden und harmonisierenden Einfluss auf das Autonome Nervensystem.

4. Schilddrüsenstörung im Sinne einer Hyperthyreose (Morbus Basedow), Sehstörung, Sehschwäche, Verdunkelung der Augen
Wenn die Sehkraft nachlässt, legt man sich von der Sonne durchwärmte Bergkristallscheiben auf die Augen und lässt sie einige Minuten lang liegen. Diese Behandlung wird mehrmals täglich wiederholt.

5. Lymphdrüsenschwellung im Halsbereich, Skrofulose
Bei Infektionskrankheiten können die Lymphknoten am Hals manchmal gewaltig anschwellen. Das ist besonders bei Kindern zu beobachten. Allerdings handelt es sich in den meisten dieser Fälle um eine vollkommen »harmlose« Reaktion des Immunsystems, das die Krankheitserreger und ihre Toxine über die Lymphbahnen aus dem Körper transpor-

tiert. Der Bergkristall kann helfen, diese Schwellung schneller wieder abklingen zu lassen.

Patientenberichte

1. Schilddrüsenvergrößerung (Struma)
Ich bin 34 Jahre alt und leide seit fünf Jahren an einer beidseitigen Schilddrüsenvergrößerung. Irgendwann war mein Halsumfang auf 39 Zentimeter angestiegen und eine Operation mit anschließender Jod- und Schilddrüsenhormontherapie war bereits geplant. Doch dann entschloss ich mich, den Hildegardschen Aderlass machen zu lassen, nahm Hirschzungenelixier ein und trug eine Bergkristallkette. Innerhalb von sechs Monaten reduzierte sich mein Halsumfang um fünf auf 34 Zentimeter und eine Operation war nicht mehr erforderlich

2. Vegetative Dystonie, Bauchschmerzen, Völlegefühl
Ich litt an starken Bauchschmerzen und kolikartigen Krämpfen im Oberbauch, die mir viel Kummer machten. Schließlich bereitete ich mit einem sonnengewärmten Bergkristall einen Liter Bergkristallwein zu und trank ein bis zwei Likörgläser davon, was die Schmerzen innerhalb weniger Minuten völlig zum Verschwinden brachte.

3. Morbus Basedow
Ich bin 19 Jahre alt und litt an Morbus Basedow mit Schilddrüsenüberfunktion, Herzrhythmusstörungen, Glotzaugen und typischen Symptomen wie Nervosität, Schlafstörungen, Schwitzen und Kopfschmerzen. Wenn ich früher in Stress geraten bin, hatte ich furchtbares Herzjagen und einen Puls von über hundert Schlägen in der Minute. Seit ich eine Bergkristallkette trage, fühle ich mich viel ausgeglichener. Mein Herz rast nicht mehr und ich habe kein zusammenschnürendes Ge-

fühl am Hals mehr. Zusätzlich nehme ich Hirschzungenelixier ein und habe einen Hildegardschen Aderlass machen lassen. Insgesamt geht es mir jetzt viel besser, und nachdem eine ärztliche Kontrolle ergab, dass sich meine Schilddrüsenfunktion normalisiert hat, konnte ich sogar das Schilddrüsenpräparat absetzen.

4 Bernstein

Mineralogie

Der golden leuchtende Bernstein ist eigentlich kein Stein, sondern das Harz jahrtausendealter Nadelbäume aus dem Tertiär, die während einer großen Naturkatastrophe im Meer versanken. Dabei wurde alles Mögliche in »ein goldenes Grab von besonderer Pracht« eingeschlossen: Fliegen, Libellen, Flöhe, Blattläuse, Käfer, Eidechsen oder Ameisen, die vorher am frischen Harz kleben geblieben waren. Dennoch fragt der englische Schriftsteller Pope:

»Von Bernstein umschlossen, die Formen so fein
Die Käfer und Zweige, das Staubkorn, das Haar,
nur zu Bekanntes, nicht wertvoll, nicht rar.
Doch wie, zum Teufel kam es dort hinein?«

Chemische Zusammensetzung und Härte

Bernstein ist eine organische Substanz mit amorpher Struktur, die keine Kristalle bildet. Er besteht aus Kohlenwasserstoffen, die schon bei 170 Grad Celsius flüssig werden und wie Weihrauch verbrennen. Auf der Mohs'schen Härteskala erreicht Bernstein den Härtegrad 2 bis 2,5.

Lagerstätten und Fundorte

Bernstein wird noch heute vor allem an der Ostseeküste von Palmnicken (Jantarni) bei Königsberg (Kaliningrad) gefunden. Etwa 90 Prozent aller Bernsteinvorkommen der Welt liegen an dieser Küste.

Geschichtliche Überlieferung

Bernstein wurde bereits in der Steinzeit als Schmuck getragen. In seiner Heimat, der Ostseeküste Ostpreußens, trug man Halsketten und Armbänder aus Bernstein, um sich gegen die Gefahren zu schützen, die von Geistern und Dämonen ausgingen. Die Wikinger gaben ihren Toten Bernsteinschmuck als Grabbeigabe mit ins Jenseits.

Homer und Plato beschrieben den Bernstein als Schmuck und Medikament, und der römische Kaiser Nero unternahm mehrere Beutezüge auf der Bernsteinstraße, die von der italienischen Adriaküste über Slowenien, Ungarn, Österreich, Tschechien, Polen und Russland bis zur Ostseeküste führt.

Die Griechen nannten den Bernstein »Elektron«, weil sich der geriebene Stein elektrostatisch auflädt und Holzspäne, Papier und Stroh anzuziehen vermag. Im 16. Jahrhundert nannte der deutsche Physiker Otto von Guericke diese Anziehungskraft »electrica attractio«, eine negative Energie, die wir heute als Elektrizität bezeichnen.

Arabische Ärzte empfahlen Bernstein gegen alle Arten von Blutungen, Ohrenschmerzen, Augenleiden, Herzklopfen, Knochenbrüche, Gelbsucht, Magenschmerzen, Erbrechen und Durchfall.

Marbod von Rennes behauptet, dass Bernstein denjenigen, der ihn trägt, unbesiegbar macht. Wenn man ihn in den Mund nimmt, vergeht der Durst. Er schenkt neue Ansichten und sorgt dafür, dass alte Weisheit zurückkehrt. Rednern gibt er Sprachbegabung, und allgemein macht er die Menschen treu und liebenswürdig. Frauen können mit seiner Hilfe ihre Männer besser verführen und verzaubern. Aus all diesen Gründen sollte man öfter einen Bernstein in den Mund nehmen.

Formen und Aussehen

In der Hildegard-Heilkunde werden Ketten, Anhänger, Schmeichelsteine, Ringe und Armbänder aus Bernstein verwendet.

Anwendungen

Hildegard erwähnt nur noch zwei Anwendungen des Bernsteins:

1. Magen-Darmschmerzen, Magenfieber, Mageninfektion (Helicobacter pylori) und zur Magenreinigung
Wer unter den oben genannten Beschwerden leidet, soll einen Bernstein eine knappe Stunde lang in Wasser, Rotwein oder Bier legen. Dann entfernt man den Bernstein und nimmt das Getränk nach dem Essen, niemals auf leeren Magen, zu sich. Wer keine Magen-Darmbeschwerden hat, sollte dieses Getränk meiden.

2. Blasensteine
Wer wegen Blasensteinen kein Wasser lassen kann, legt einen Bernstein 24 Stunden lang in Kuh- oder Schafsmilch, nicht in Ziegenmilch, und kocht die Milch dann kurz auf. Die so zubereitete Milch wird fünf Tage lang warm getrunken. Durch diese Behandlung lösen sich kleine Blasensteine und werden ausgeschieden.

Patientenberichte

1. Harnblasensteine

Ich bin 40 Jahre alt und litt an Harnblasensteinen, die mir beim Wasserlassen große Schmerzen bereiteten. Mein Urin war immer blutig rot. Bevor ich mich für eine Operation entschied, nahm ich dreimal täglich ein Likörglas der oben beschriebenen warmen Bernsteinmilch zu mir. Nach zwei Wochen waren nicht nur die Schmerzen verschwunden, sondern auch die Steine, und eine Operation war nicht mehr nötig.

2. *Harnverhalten im Wechsel mit unkontrollierten Wasserlassen bei Multipler Sklerose*

Durch konsequente Anwendung der Hildegard-Heilkunde habe ich meine MS- Krankheit mittlerweile ganz unter Kontrolle. Die MS-Schübe treten so gut wie gar nicht mehr auf. Ich habe geheiratet und ein gesundes Kind bekommen. Ich kann sogar wieder Traktor fahren und auf unserem Hof mitarbeiten, was für mich als Bauersfrau sehr wichtig ist. Während meiner MS-Erkrankung litt ich oft an unkontrolliertem Wasserlassen im Wechsel mit Harnverhalten, was sehr lästig war. Dagegen hat mir die Bernsteinmilch, die ich aus Kuhmilch hergestellt habe, sehr gut geholfen. Davon trank ich mehrmals täglich eine halbe Tasse. Schon nach vier Wochen hatte ich meine Blase wieder unter Kontrolle.

5 Beryll / Aquamarin

Mineralogie

Der meergrüne Beryll gehört wie seine beiden kostbaren Mitbrüder, der blaue Aquamarin und der leuchtendgrüne Smaragd, zur Familie der Beryllium-Aluminiumsilikate. Andere Elemente, andere Farben, andere Namen: Eine winzige Spur Chromoxid verleiht dem Smaragd seine herrlich tiefgrüne Farbe und seinen Wert. Winzige Einlagerungen von zweiwertigem Eisen bringen die leuchtend tiefblaue Farbe des Aquamarins hervor. Der in Südafrika vorkommende leuchtende Goldberyll verdankt seine goldbraune Farbe Spuren von dreiwertigem Eisen. Der Heliodor kommt in gelblich grünen Pastellfarben daher, weil er winzige Mengen Uranoxid enthält, und rote Prachtexemplare entstehen durch Spuren von eingelagertem Caesium. Diese seltenen Kostbarkeiten tragen den Namen Rosenberyll oder Morganit, nach dem amerikanischen Millionär und Mineralienfreund John Pierpont Morgan. Chemisch reine Berylle sind durchsichtig und farblos. Es gibt sogar grüne Berylle, die keine Smaragde sind, weil ihre Farbe nicht von Chrom hervorgerufen wird, sondern von einer Mischung aus zwei- und dreiwertigem Eisen.

Am häufigsten sind Berylle in der Nachbarschaft von Granit zu finden, und zwar in eruptiven Feuergängen und Ergussgesteinsspalten, in die sie durch den gewaltigen Druck kochenden Wassers aus dem Erdinneren gepresst wurden. Durch Verwitterung und Abtransport gelangen die Berylle aus den primären Lagerstädten auch in das Sedimentgestein der Flussbetten.

Aus Beryll wird das Leichtmetall Beryllium gewonnen, das industriell zur Härtung von Leichtmetall und als Neutronenbremse in Atomkraftwerken genutzt wird.

Chemische Zusammensetzung und Härte

Beryll ist eine Verbindung aus Beryllium, Aluminium und Silizium. Berylle bilden hexagonale, also sechskantige Kristalle mit einer Ritzhärte von 8. Nur der Smaragd ist mit einer Härte von 7,5 etwas weicher.

Lagerstätten und Fundorte

Bedeutende Lagerstätten befinden sich im Ural und im Alteigebirge, wo die Berylle eine Größe von bis zu einem Meter erreichen können. Weitere wichtige Fundstätten liegen in Südkorea, Nordamerika, Brasilien, Afghanistan und Madagaskar.

Geschichtliche Überlieferung

Die Griechen bezeichneten den Aquamarin als Stein des Zeus: »Der Stein macht seinen Träger froh und reich. Er ist auch für die eheliche und die außereheliche Liebe nützlich.« Die Griechen verwendeten den Stein, den sie *berylios* nannten, als Vergrößerungsglas und Brille.

Plinius berichtet, dass die Römer sechseckige und gewölbt geschliffene, farblose Berylle als Augengläser trugen. Kaiser Nero trug sogar ein Luxusmodel aus geschliffenem Smaragd, sozusagen die erste Sonnenbrille. Ob er wohl schon wusste, dass das Grün erfrischend und regenerierend auf die Augen wirkt? Ganz bestimmt, denn Plinius berichtet weiter: »Es gibt keinen größeren Genuss und nichts Erfrischenderes für das Auge, als in einen Smaragd zu blicken, denn sein Grün ist über alle Maßen wohltuend.«

Der Beryll wurde von Juden und Christen gleichermaßen hoch geschätzt und wird sowohl bei Ezechiel als Stein im Brustschild des Hohenpriesters erwähnt als auch in der Offenbarung des Johannes. Dort ist er der achte Grundstein des Neuen Jerusalem.

Einer griechischen Sage zufolge stammen die meergrünen Berylle und die tiefblauen Aquamarine aus den Schatzkästen der Meerjungfrauen. Daher wurde der schaumgeborene Stein auch gern zur Steigerung der Kräfte eingesetzt. Man legte ihn in das Wasser, das man anschließend trank. »Trinkt man das Wasser, so verschwinden Schwächezustände, Seufzen und Leberschmerzen«, schreibt Konrad von Megenberg (1309–1374) in seinem Steinbuch. Und weiter berichtet er, dass der sechseckige Beryll, in die Sonne gehalten, alle Farben des Regenbogens bricht und wie ein Brennglas in der Lage ist, Holz anzuzünden. Jeder, der ihn trägt, wird von den Menschen geschätzt, und Eheleuten bringt er die verlorene Liebe zurück.

Auch Marbod von Rennes sagt, dass der Beryll die eheliche Liebe stärkt. Das Beryllwasser heilt kranke Augen, und wenn man es trinkt, vergeht der Schluckauf. Außerdem soll der Beryll Leberschmerzen vertreiben.

Von all dem schreibt Hildegard nichts, und auch die anderen Glück bringenden Eigenschaften dieses Steines lässt sie unerwähnt. Sie ist ausschließlich an seiner medizinischen Wirkung interessiert. Vom Standpunkt der Hildegard-Heilkunde aus gesehen gibt es übrigens keinen Unterschied zwischen dem Beryll, dem Aquamarin und allen anderen Beryllarten, weil die Edelsteine nicht nach ihrer Farbe, sondern nach ihrer Heilwirkung ausgewählt werden, und die ist bei allen Beryllarten die gleiche. Der Aquamarin wird bei Hildegard noch nicht einmal erwähnt, wie übrigens auch nicht in der Bibel, wo immer nur vom Beryll die Rede ist. Der edle Smaragd hingegen wird sowohl von Hildegard als auch in der Bibel gesondert behandelt, was annehmen lässt, dass die Unterscheidung eher einen mystischen als einen mineralogischen Hintergrund hat.

Formen und Aussehen

In der Hildegard-Heilkunde werden Aquamarine und Berylle als Scheiben, Anhänger und Schmeichelsteine sowie in Ringen, Ketten und Armbändern verwendet.

Beryllpulver wird als Gegenmittel bei Vergiftungen empfohlen. Dieses Pulver ist sehr schwer herzustellen, weil der Beryll sehr hart ist und jede normale Steinmühle zerstören würde. Bezugsquellen finden Sie im Anhang.

Anwendung

1. Entgiftungsmittel bei akuten, schweren, ja sogar lebensbedrohlichen Vergiftungen und wenn sonst nichts mehr hilft

In einem solchen Fall wird der Beryll zu Pulver gemahlen. Dann trinkt man eine Messerspitze dieses Pulvers in einem Glas Wasser.

Ich habe dieses Mittel bisher noch nicht eingesetzt, weil in der Literatur darauf hingewiesen wird, dass das Einatmen von trockenem berylliumhaltigem Staub zu Beryllium- und Silikatvergiftungen führen kann. Die Folgen wären Fieber, Schleimhautreizungen und Lungenentzündung beziehungsweise Silikose. Wir sehen also, dass hier wie in der Homöopathie Ähnliches mit Ähnlichem kuriert wird, wobei es mit der oben beschriebenen Methode fast sicher nicht zu Vergiftungen kommt.

2. Wut, Zorn, Aggression

Wer sich Geduld und Sanftmut auch in einer stressigen oder gehässigen Atmosphäre am Arbeitsplatz oder im Privatleben bewahren will oder wer von Natur aus aggressiv und streitsüchtig ist, sollte immer einen Beryll oder einen Aquamarin bei sich haben. Am besten trägt man entweder einen schönen Aquamarin- oder Beryllring oder ein Armband beziehungsweise eine Kette, die man leicht öffnen kann. Es geht darum, den Stein oft betrachten und in die Hand nehmen zu können.

Patientenbericht

Perfektionismus

Ich bin Perfektionist und mit meiner Besserwisserei falle ich immer wieder vielen auf den Wecker, besonders meiner Frau. Doch seit ich einen wunderschönen himmelblauen Aquamarinring trage, habe ich eine Engelsgeduld und fahre nicht mehr so leicht aus der Haut. Der Stein erinnert mich daran, dass es unwichtig ist, »Recht zu haben« und viel schöner, das Leben so zu nehmen und zu genießen, wie es ist, voller Widersprüche und Überraschungen. Seit ich diesen Ring trage, bewahre ich auch im Streit Haltung und gerate nicht so leicht wegen irgendwelcher Kleinigkeiten in Wut.

6 Chalcedon

Mineralogie

Nach dem zart hellblauen Chalcedon ist eine ganze Familie mikrokristalliner Quarze benannt. Zu seinen Mitbrüdern gehören der Achat, der Chrysopras, der Jaspis, der Karneol, der Prasem, der Onyx und der Sarder. Sie alle sind Chalcedone. Das ist mineralogisch zwar korrekt, aber nach Hildegard und der Tradition vollkommen unmöglich. Zum einen hat jeder der genannten Edelsteine seine eigene Geschichte, zum anderen sind die feinstofflichen Heilkräfte dieser Steine völlig verschieden. Daher werden sie in diesem Buch streng voneinander unterschieden und einzeln beschrieben.

Alle Quarze, so auch der Chalcedon, sind bei Vulkanausbrüchen entstanden. Als die brodelnde Lava abkühlte, kristallisierten in den Hohlräumen Drusen aus Kieselsäure aus. Die Kristalle kann man mit dem bloßen Auge nicht sehen. Erst unter dem Mikroskop werden die feinfaserigen trigonalen Siliziumdioxid-Tetraeder sichtbar. Die streifenartige Bänderung der Chalcedone entsteht, wenn die Kieselsäure in Schüben erkaltet. Dann setzt sich Lage für Lage kreisförmig ab und schließt Spuren von Pigmenten ein. Auf diese Weise ergeben sich unzählig viele gebänderte, wellen- und streifenförmige Strukturen in wechselnden Farbtönen. Die Grundtönung der Chalcedone ist jedoch immer leicht grau bis himmelblau, mit einer Ausnahme, dem Moosachat. Dieser seltene Edelstein ist eigentlich gar kein Achat, sondern ein Chalcedon. Die grüne Zeichnung entsteht durch Einlagerungen von winzigen Hornblendefasern und erinnert an feinfaseriges Moos oder eine Waldlandschaft. Einlagerungen von Eisenoxid können diesen Stein auch rötlich braun färben.

Durch Verwitterung sind die Chalcedone aus ihren ursprünglich vulkanischen Lagerstätten ausgeschwemmt worden und finden sich nun im Sedimentgestein von Sand- und Kieslagern.

Chemische Zusammensetzung und Härte

Der Chalcedon besteht aus Siliziumdioxid. Mit einer Ritzhärte von 6,5 bis 7 ist er verhältnismäßig weich.

Lagerstätten und Fundorte

Heute findet man Chalcedone in Indien, Namibia, Brasilien, Uruguay, den USA und der Türkei. Auf dem Peloponnes wurde ein besonders schöner hellblauer Chalcedon gefunden. Nicht klar ist, ob der Chalcedon nach der Stadt Chalkedon am Bosporus heißt, wo man wunderschöne blaue Steine gefunden hat, oder ob er seinen Namen von Karchedon hat, der alten Bezeichnung für Karthago in Nordafrika.

Geschichtliche Überlieferung

Schon im Altertum trug man den Chalcedon zum Schutz vor Schwäche, Unzufriedenheit und Schwermut. Die Griechen wussten, dass der Chalcedon die Redekunst unterstützt und seinem Träger hilft, jeden Prozess zu gewinnen. Noch 1947 war der Hofapotheker des Maharadscha von Jaipur in Indien der Meinung, man könne mit einem Chalcedon in der Tasche keinen Prozess verlieren. Albertus Magnus beschreibt den Chalcedon als Psychopharmakon gegen Melancholie und deren Folgen. Und Marbod von Rennes schreibt, dass man mit einem Chalcedonring oder einer Chalcedonkette triumphierend alle Situationen meistern kann, in die man im Leben gerät.

Formen und Aussehen

Hildegard-Freunde erkennt man am himmelblauen Chalcedon. Sie tragen diesen Stein gern in Ketten, Ringen oder Armbändern oder führen ihn als Schmeichelstein mit sich. Schüchterne Menschen können eine Chalcedonscheibe unter ihrer Armbanduhr auf der Pulsader tragen.

Anwendung

1. Für Sänger, Redner und Politiker; gegen Stottern, Lampenfieber, Wortfindungsstörungen, Konzentrationsschwäche und für mehr Selbstvertrauen
Alle Formen der Redekunst und sämtliche durch Aufregung hervorgerufene Redeblockaden lassen sich mit einem Chalcedon günstig beeinflussen. Dazu wird der Stein in die Hand genommen, angehaucht und schließlich abgeleckt. Auf diese Weise eingesetzt nimmt der Stein nicht nur die Hemmungen und das Lampenfieber, sondern sorgt auch für gute Einfälle und eine klare, verständliche Aussprache. Besonders bei stotternden Kindern hat sich diese Anwendung unterstützend zur Arbeit des Logopäden bestens bewährt.

2. Schwermütigkeit, Melancholie, Depressionen und deren Folgen, Stress, Zorn, Unzufriedenheit, Stimmungsschwankungen, Beschwerden während des Klimakteriums
Der Chalcedon übernimmt eine wichtige Aufgabe, wenn es darum geht, mit Stress und stressenden Situationen umzuge-

hen. Er sorgt nämlich schon im Vorfeld dafür, dass uns »die Galle«, und ganz speziell die Gallensäure, nicht »überläuft« und ihr zerstörerisches Werk anrichtet. Übersäuerung ist unter anderem dafür verantwortlich, dass das Immunsystem körpereigene Zellen angreift. Es gibt keine Zelle, die vor diesem Angriff sicher ist. Wir haben es hier mit einer ganzen Kaskade von Zorneskrankheiten oder Autoaggressionskrankheiten zu tun: Neurodermitis, Hepatitis, Bronchitis, Nephritis, um nur einige von sehr vielen zu nennen.

Tragen Sie eine Chalcedonkette so um den Hals, dass sie über der Halsschlagader zu liegen kommt. Ebenso wirksam ist ein Chalcedonarmband oder eine Chalcedonscheibe, die Sie mit doppelseitigem Klebeband unter Ihre Armbanduhr kleben und so drehen, dass der Chalcedon den Puls berührt. Auf diese Weise können Sie sich schon vorbeugend vor stressbedingten Aufregungen schützen.

Patientenberichte

1. Redekunst

Als Chirurg muss man nicht gerade sehr redselig sein. Umso mehr bekam ich die Krise, als mich meine Kollegen zum Vorsitzenden unseres Kreisverbands wählten. Ich musste einmal wöchentlich die Versammlung leiten und hatte vor jedem Auftritt Lampenfieber. Schließlich schenkte mir meine Frau, ebenfalls Ärztin und Hildegard-Freundin, ein Chalcedonarmband, das ich unter dem Hemd am linken Arm trug. Vor meinen Auftritten hauchte ich den Stein an und hielt ihn kurz im Mund. Von nun an hatte ich das Gefühl, einen Nürnberger Trichter auf dem Kopf zu tragen. Mein Redefluss war kaum noch zu bremsen und ich hatte Spaß, vor meinen Kollegen zu sprechen, denn so kannte mich keiner von ihnen.

2. Stottern

Mein dreieinhalbjähriger Sohn begann plötzlich zu stottern und hatte größte Mühe, auch nur ein Wort auszusprechen. Obwohl er besondere Zuwendung bekam und alle ihm ruhig zuhörten, trat keine Besserung ein. Da riet uns jemand, ihm einen Chalcedon wie ein Bonbon zum Lutschen in den Mund zu geben, und nach zehn Tagen konnte mein Sohn wieder sprechen, ohne ein einziges Mal zu stottern. Vier Wochen später zeigten sich wieder erste Anzeichen von Stottern. Mein Sohn weigerte sich jedoch, den Stein erneut in den Mund zu nehmen. Ich bat ihn also, den Stein nur noch anzuhauchen und daran zu lecken – und wieder legten sich die Stotteranfälle. So verfahren wir mittlerweile bei jeder Verschlechterung. Seitdem haben wir das Stottern im Griff.

3. Klimakterium

Durch meine Mutter und meine Großmutter war ich, was das Klimakterium angeht, erblich schwer belastet. Meine Mutter litt noch mit 75 Jahren an Hitzewallungen und schweren Blutungen. Ich bin mittlerweile 57 Jahre alt und habe das Klimakterium mit Hilfe einer Chalcedonkette und eines Chalcedonarmbands wunderbar überstanden. Die Kette und das Armband habe ich mir sofort besorgt, als mich vor fünf Jahren die ersten Klimakteriumsbeschwerden plagten, und von da an trug ich sie Tag und Nacht. Eine Hormonersatztherapie habe ich abgelehnt, und dennoch fühlte ich mich pudelwohl. Auch war ich in dieser Zeit, abgesehen von leichten Erkältungen, kaum krank.

4. Hitzewallungen

In den letzten beiden Jahren meines Klimakteriums litt ich unter Hitzewallungen und Schweißausbrüchen. Nachdem ich eine Hormonersatztherapie wegen ihrer Nebenwirkungen abgelehnt hatte, beschäftigte ich mich mit den Hildegard-Heilmitteln. Ich trug ein Chalcedonarmband, nahm

Kubebenfrüchte, Weinraute und Fenchelgranulat zu mir, trank ab und zu Salbeitee und stellte meine Ernährung auf Dinkel, Obst und Gemüse um. Schon nach einer Woche waren die Hitzewallungen verschwunden und meine ausgeglichene Stimmung kehrte zurück.

5. Wut / Verzweiflung
Halbwüchsige Kinder können eine Mutter manchmal zur Verzweiflung bringen. Seitdem ich eine Chalcedonkette trage, spüre ich die positive Wirkung des Steins bis ins Innere meines Körpers und bleibe ruhig, friedlich und verständnisvoll mit meinen Kindern. Wenn ich dennoch aus der Haut fahre, mich aufrege oder wütend werde, weiß ich sofort, dass ich die Chalcedonkette vergessen habe.

6. Cholesterinspiegelsenkung
Seit kurzem trage ich eine Chalcedonkette und bin dadurch viel ruhiger geworden. Ich bin auch nicht mehr so schwermütig und reagiere weniger empfindlich auf meine Umgebung. Dadurch ist mein Cholesterinspiegel innerhalb von sechs Wochen von 342 auf 212 mg/dl gefallen.

7 Chrysolith

Mineralogie

Der Chrysolith ist vulkanischen Ursprungs, aber wenn das vulkanische Gestein, in dem er kristallisiert, verwittert, wird er weggespült und findet sich dann auch in Flussbetten und Sedimenten. Seine unbegrenzte Mischbarkeit mit anderen Metallen ist für die Farbvielfalt dieses Steins verantwortlich. Das hat dazu geführt, dass er oft mit dem tiefgrünen Smaragd verwechselt wurde. Heute trägt er gleich drei Namen: Chrysolith nach der griechischen Bezeichnung *chrysos lithos* (»goldener Stein«), Olivin nach der Mineraliengruppe und Peridot nach einem französischen Juwelier. Die Römer fanden Chrysolith auf der Mittelmeerinsel Topasos, weshalb er von Plinius noch als Topas eingeordnet wurde. Zu seiner Zeit bezeichnete man alle gelben, grüngelben und goldbraunen Edelsteine als Topase.

Im Chrysolith sind die Spitzen der Siliziumoxid-Tetraeder abwechselnd nach unten und nach oben ausgerichtet, wodurch sich ein rhombischer dipyramidaler Stein bildet, der wie eine Doppelpyramide aussieht.

Chemische Zusammensetzung und Härte

Chrysolith ist ein Magnesium–Eisen–Silikat mit Spuren von Nickel, Kobalt und Chrom. Der Chrysolith hat eine Ritzhärte von 6 bis 7,5.

Lagerstätten und Fundorte

Chrysolith-Fundstätten liegen in der Eifel, im Ural, im Kaukasus, in der Türkei, in Südafrika, Kuba, Böhmen, Österreich und Burma. Die schönsten und größten nordamerikanischen Chrysolithe werden in New Mexiko und Arizona gefunden.

Bis zum Mittelalter blieb die Herkunft der schönen Steine ein Geheimnis, obwohl bereits die Pharaonen und später auch die Kalifen den kostbaren Stein am Roten Meer systematisch suchen ließen. In Europa wurde der Chrysolith erst durch die heimkehrenden Kreuzritter bekannt. Auf der vulkanischen Insel Seberget im Roten Meer wurde bis zum Ersten Weltkrieg Chrysolith abgebaut.

Geschichtliche Überlieferung

Der Stein gehört zu den zwölf auserwählten Edelsteinen, die in der Bibel gleich dreimal erwähnt werden (Hesekiel 28:13; Offenbarung 21:20; 2. Mose 28:17). Moses trug den Chrysolith auf seinem Brustschild, um sich vor bösartigen Angriffen zu schützen.

Im Altertum wurde der Chrysolith zum Schutz vor Dämonen, als Heilstein und als Schmuckstein verwendet. Die Araber verwechselten ihn mit dem Smaragd, denn offenbar kam es ihnen in erster Linie auf die Farbe an. Jeder wollte einen grünen Stein als Talisman am Handgelenk tragen, weil Grün die Farbe des Propheten ist. Um den Einfluss dämonischer Kräfte abzuwenden, trugen die Römer den Chrysolith mit Eselshaaren befestigt am linken Handgelenk. Noch im Mittelalter war man davon überzeugt, dass ein in Gold gefasster Chrysolith Dämonen und Nachtgespenster ebenso vertreiben kann wie Torheit und Melancholie. Marbod von Rennes bezeichnet den Chrysolith als starken Schutz vor dem nächtlichen Ansturm dämonischer Träume. Hildegard hat nichts von all dem für ihr Edelsteinbuch übernommen. Sie folgte ihren Visionen und Inspirationen und nicht dem Zeitgeist.

Formen und Aussehen

Für therapeutische Zwecke wird der Chrysolith als tropfenförmiger Einzelstein, als Kette oder als Band verwendet, das man sowohl am Handgelenk als auch am Fußgelenk tragen kann.

Anwendungen

1. Wachstumsstörungen, zur Unterstützung der Entwicklung bei Kleinkindern, für behinderte oder mongoloide Kinder
Neben einer guten Ernährung auf der Basis von Dinkel, Obst und Gemüse, kann auch der Chrysolith die Entwicklung von Kleinkindern günstig beeinflussen. Behinderte Kinder oder Kinder, deren Entwicklung verzögert ist, sollten Chrysolith als Band am Arm- oder Fußgelenk tragen. Er beschleunigt vor allem ihre Fähigkeit, laufen zu lernen. Hier fällt mir ein Kind ein, das aufgrund eines genetischen Schadens nicht laufen konnte. Eltern und Geschwister mussten den zweijährigen Jungen ständig herumtragen. Als er schließlich ein Chrysolith-Armband trug, fing der Junge in seinem dritten Lebensjahr an zu laufen und musste sogar ab und zu gesucht werden, weil er sich aus lauter Spaß am Laufen verlaufen hatte. Hildegard berichtet, dass auch Tiere und Vögel durch den Chrysolith vorzeitig laufen und fliegen lernen. An Kindern habe ich das jedenfalls schon beobachtet.

2. Grippefieber, allgemein als Mittel gegen Fieber
Man kocht eine Tasse Wein auf und hält einen Chrysolith in einem Teesieb über die aufsteigenden Dämpfe, bis das sich

an dem Stein niederschlagende Kondenswasser wieder in den Topf zurück tropft. Nach kurzer Zeit (3 bis 5 Minuten) trinkt man den warmen Wein schluckweise und behält anschließend den Chrysolith eine halbe Stunde lang im Mund. Um zu verhindern, dass man den Stein verschluckt, kann man ihn mit einer Kralle an einer Goldkette befestigen. Diese Prozedur wird dreimal täglich wiederholt, bis das Fieber verschwunden ist.

Die Hildegard-Heilkunde kennt einige Fiebermittel. Bei Virusfieber, das schubweise immer wieder bis 38 oder 39 Grad ansteigt, hilft Galgantpulver am besten. Man nimmt davon dreimal täglich eine bis drei Messerspitzen in Himbeersaft ein. Bei bakteriellem Fieber über 39 Grad ist Meisterwurzwein das Mittel der Wahl: Ein Teelöffel Meisterwurzwurzel wird über Nacht mit einer halben Tasse Wein angesetzt und am darauf folgenden Morgen abgegossen. Dann füllt man mit frischem Wein auf eine Tasse auf und trinkt diesen Wein über den Tag verteilt. Kinder nehmen die Hälfte. Kleinkindern verabreicht man tropfenweise, maximal dreimal täglich, einen halben Teelöffel Meisterwurzwein.

3. Nervöse Herzschmerzen, hysterische, ernst zu nehmende Herzschmerzen. Achtung: nicht bei Angina pectoris.

Ein tropfenförmiger Chrysolith wird mit Olivenöl benetzt und dann mit massierenden Bewegungen auf die Stelle gedrückt, wo das Herz wehtut. Zur Unterscheidung von organischen und funktionellen Herzschmerzen, frage ich den Patienten immer, wo es weh tut. Wenn er oder sie »nur« mit dem Finger auf einen Punkt in die Nähe des dritten Rippenzwischenraums deutet, hilft der ölige Stein sofort. Nimmt der Patient jedoch die ganze Hand, um zu zeigen, wo es ihm weh tut, liegt meist eine sehr ernst zunehmende Angina pectoris oder ein beginnender Herzinfarkt vor. Hier hilft Galgant und anschließend ein Likörglas voll Herzwein, auch »Petersilientrank« genannt.

4. Schutz vor vorzeitiger Demenz (Alzheimer), für geistige Frische bis ins hohe Alter

Der Chrysolith sorgt für gute Nerven, Konzentrationsfähigkeit und ein gutes Gedächtnis bis ins hohe Alter. Jeder aufgeschlossene Mensch, der schon einmal eine Chrysolithkette über der Zornesader am Hals getragen hat, kann bestätigen, dass dieser Stein das Ingenium stärkt und erfrischt. Besonders stark ist seine Schutzwirkung bei Managern und Menschen, die am Computer arbeiten. Der Chrysolith hilft natürlich nur da, wo grundsätzlich vorhandene geistige Fähigkeiten und Kenntnisse aufgrund von Ermüdung und Leistungsabfall verschüttet sind.

Patientenberichte

1. Gehstörungen

Ein dreijähriger Junge, der mit seinen Eltern eigens aus Argentinien zu mir gekommen war, konnte wegen einer Ataxie nicht gehen, sondern sich nur auf Krücken und mit Hilfe eines Laufgestells vorwärts bewegen. Ich verordnete dem Kind Chrysolithbänder für beide Hand- und Fußgelenke und eine Ernährungsumstellung auf Dinkel, Obst und Gemüse. Nach einem Jahr riefen mich die glücklichen Eltern an, um mir mitzuteilen, dass ihr Sohn nun ohne Gehhilfe laufen konnte.

2. Interkostalneuralgie / Herzschmerzen

Ich bin 57 Jahre alt und leide seit Jahren an einer Herzschwäche mit Herzschmerzen, Herzrhythmusstörungen, Schwindel und Erschöpfungszuständen. Die Herzschmerzen im dritten Rippenzwischenraum links bringe ich mit einem Chrysolith, den ich mit Olivenöl befeuchtet habe, jedes Mal sofort zum Verschwinden. Die Rhythmusstörungen behandle ich mit einer Jaspisscheibe. Ich bin glücklich, dass ich mir auf so einfache Weise selbst helfen kann.

8 Chrysopras

Mineralogie

Der kostbare Chrysopras gehört wie der Chalcedon und der Achat zur Familie der Quarze. Sein Name kommt vom griechischen *chrysos prason*, was »Goldlauch« bedeutet und sich auf die lauchgrüne Farbe dieses Steins bezieht. Wie alle Quarze ist er vulkanischen Ursprungs und kristallisiert beim Erkalten der Lava in den Spalten des nickelhaltigen Tiefengesteins der Vulkane. Als das vulkanische Gestein, in dem er ursprünglich lagerte, allmählich verwitterte, wurde der Chrysopras in den Sedimenten der Flussbetten auch an andere Stellen transportiert. Seine mikrokristalline Tetraederstruktur ist nur unter dem Mikroskop sichtbar.

Chemische Zusammensetzung und Härte

Chrysopras besteht aus Siliziumdioxid. Seine wunderschöne goldgrüne Farbe verdankt er winzigen Spuren von Nickeloxid. Auf der Mohs'schen Härteskala erreicht er die Ritzhärte 7.

Lagerstätten und Fundorte

Weltberühmt sind die Chrysopras-Lagerstätten in Frankenstein, Schlesien. Von dort brachte man bereits im Mittelalter ganze Chrysoprasplatten nach Prag, um die berühmte Kapelle des heiligen Wenzel damit zu schmücken. Es ist sehr wahrscheinlich, dass Friedrich der Große Schlesien eroberte, um an die Chrysopras-Lagerstätten von Frankenstein zu kommen. Auf jeden Fall war der Chrysopras sein Lieblingsstein, mit dem der sonst so sparsame König sein Lustschloss Sanssouci verschwenderisch ausstattete.

Geschichtliche Überlieferung

Chrysopras war schon im Altertum kostbar wie Gold. Der goldgrüne Stein wurde medizinisch zur Verbesserung der Sehkraft eingesetzt und gegen Schmerzen und Schwellungen am Handgelenk getragen. Außerdem sollte er seinen Träger von Depressionen und Stimmungsschwankungen befreien und die eheliche Liebe ewig frisch erhalten. Dem Edelsteinkenner Arnaldus Saxo zufolge verhilft der Chrysopras wie ein Kosmetikum zu einem schönen Gesichtsausdruck, vertreibt den Geiz und sorgt für Durchhaltevermögen. Räuber glaubten, dass sie nur diesen Stein in den Mund nehmen mussten, um sofort befreit zu werden, wenn sie in Gefangenschaft geraten waren. Marbod von Rennes bekennt demütig, dass ihm keine Heilkräfte des Chrysopras bekannt sind, und fügt hinzu, dass es ohnehin nicht erlaubt sei, alles zu wissen.

Formen und Aussehen

In der Hildegard-Heilkunde werden Chrysoprasketten ebenso verwendet wie Chrysoprasscheiben zum Aufbinden auf die Gelenke und Chrysopraskugeln, die man in die Hand nehmen kann.

Anwendung

1. Rheumatische Arthritis, Gelenkschmerzen, Gicht an Fingern und Zehen, Funktionseinschränkungen
Der Chrysopras wird auf die Gelenke aufgebunden und beseitigt Gelenkschmerzen sehr schnell, oft schon innerhalb von fünf Minuten.

2. Epilepsie, Fallsucht
Prophylaktisch trägt man ein Armband oder eine Kette aus Chrysopras, um sämtliche atmosphärischen oder dämonischen Einflüsse auszuschalten, die Anfälle auslösen könnten. Außerdem weiß die Hildegard-Heilkunde um die krampflösende Wirkung des Galgant, der zur Verhütung von epileptischen und vor allem von pseudoepileptischen Krampfanfällen eingesetzt werden kann. Aus Galgantwurzelpulver wird ein fünf-, zehn-, zwanzig- oder dreißigprozentiger Honig hergestellt, der dann dreimal täglich vor dem Essen pur oder auf Brot eingenommen wird.

3. Zorn, Wutanfälle, Autoaggression
Zorn, Ärger und Wut können große körperliche und seelische Schäden anrichten. Hildegard sagt, dass Rheuma und Gicht ebenso Folgen häufiger Tobsuchtsanfälle sein können wie autoaggressive Erkrankungen und kriminelle Handlungen. Um sich vor solchen Schäden zu schützen, kann man sich, wann immer ein Wutanfall droht, geistesgegenwärtig einen Chrysopras an die Kehle halten, bis sich die Wut gelegt hat.

4. Besessenheit, Hirnerkrankungen, Schizophrenie, Psychosen, kosmische Störungen
Jeder Suchtkranke kennt Situationen, in denen er sich gezwungen fühlt, gegen seinen Willen Dinge zu tun, die er eigentlich ablehnt. Manche fühlen sich wie im Würgegriff ei-

ner bösen Macht, die ihn oder sie daran hindert, Entscheidungen frei und souverän zu treffen.

5. Schizophrenie
Schizophrene Patienten klagen oft über Stimmen, die ihnen ständig Unsinn oder auch religiöse Wahnvorstellungen eingeben. Viele dieser armen Menschen werden sogar kriminell und behaupten »auf Befehl Gottes« zu handeln.

Ihnen hilft Chrysopraswasser, das man sehr leicht herstellen kann, indem man täglich eine Tasse Wasser über einen Chrysopras gießt und dabei folgende Worte spricht: »Oh Wasser, ich gieße dich über diesen Stein mit derselben Macht, mit der Gott die Sonne mit dem Mond verbunden hat.« Dieses Wasser gibt man dem Patienten fünf Tagen lang zum Trinken. Am fünften Tag verwendet man es auch, um Dinkelbrötchen, Dinkelbrot oder Dinkelpfannkuchen zu backen.

Außerdem gibt es in der Hildegard-Heilkunde eine wirksame Nervenkur: Der Patient trinkt täglich einen Liter Nerventee aus Fenchel (75 Gramm) und Balsamkraut (75 Gramm) und mischt täglich einen Teelöffel Nervenwurzelpulver aus Iriswurzeln, Breitwegerich, Muskatnuss und Galgant in sein morgendliches Habermus.

Patientenberichte

1. Polyarthritis
Ich bin heute 63 Jahre alt und litt fünfzehn Jahre lang an einer von der Schulmedizin als unheilbar eingestuften Polyarthritis, die mit chemischen Schmerzmitteln, Cortison und Methotrexat unter erheblichem Verlust an Lebensqualität behandelt wurde. Gott sei Dank lernte ich schließlich die Hildegard-Heilkunde kennen: den Hildegardschen Aderlass, das Schröpfen, die Quittenkur, die Goldkur, Wermutsalbe, Krauseminzenelixier und das Auflegen von Chryso-

prasscheiben auf die schmerzenden Gelenke. All das hat dazu beigetragen, dass ich allmählich nicht nur auf sämtliche schulmedizinischen Rheumamittel verzichten konnte, sondern auch die Polyarthritis soweit in den Griff bekam, dass ich nun schon fünf Jahre lang weitgehend schmerzfrei bin.

2. Arthritis im Kniegelenk

Ich hatte so furchtbare Knieschmerzen, dass ich kaum noch gehen konnte. Im Krankenhaus wurde eine Arthroskopie durchgeführt, aber das machte die Schmerzen nur noch schlimmer und ich konnte danach nur noch am Stock gehen. Die Ärzte rieten mir zu einer Knieoperation, doch ich versuchte es zunächst mit den Mitteln der Hildegard-Medizin. Mit Hilfe eines Knieschoners befestigte ich zwei Chrysoprasplatten zu beiden Seiten meines rechten Knies. Die Schmerzen verschwanden innerhalb von fünf Minuten und sind seitdem nicht mehr wiedergekommen. Drei Wochen später konnte ich sogar wieder ohne Stock gehen. Jetzt reibe ich mein Knie regelmäßig mit Wermutsalbe ein, nehme Dinkelkost zu mir und esse einmal wöchentlich eine Kalbsfußbrühe mit Gemüse. Die geplante Operation brauchte selbstverständlich nicht mehr durchgeführt zu werden.

9 Diamant

Mineralogie

Der König der Edelsteine war zwar bereits im Altertum bekannt, aber das Wissen um seine Entstehung gehörte bis vor hundertdreißig Jahren zu den am besten gehüteten Geheimnissen der Natur. Bis dahin hatte man die kostbarsten aller Edelsteine nämlich nur in ihren sekundären Lagerstätten, den Edelseifen der alten Flussbetten und dem Küstensand der Mündungsgebiete gefunden.

Erst als man Diamanten in den Vulkanschächten des südafrikanischen Kimberley entdeckte, war das Rätsel um ihren vulkanischen Ursprung gelöst. Nun wussten die Geologen, dass Diamanten unter enormen Druck von über 40 000 Atmosphären und bei Temperaturen von bis zu 2000 Grad Celsius in einer Tiefe von etwa zweihundert Kilometern unter der Erdoberfläche entstehen. Von hier aus werden sie bei Vulkanausbrüchen zusammen mit der glühenden Lava explosionsartig an die Erdoberfläche befördert. Nachdem das vulkanische Muttergestein abgekühlt und verwittert ist, werden die Diamanten ausgespült und im Sediment der Flüsse weitertransportiert.

Erstaunlicherweise wusste Hildegard bereits im 12. Jahrhundert sowohl um die sekundären Lagerstätten der Diamanten als auch um ihre vulkanische Entstehung. Wie sie in ihrer visionären Schau berichtet, werden Diamanten in den südlichen Vulkanen geboren und unter starkem Getöse und heftigem Lärmen an die Oberfläche geschleudert, um anschließend von den Flüssen bis in die Mündungsgebiete und an die Küsten transportiert zu werden. Das ist ein weiterer glasklarer Beweis für den zeitlos visionären Ursprung der Hildegard-Heilkunde.

Der Name Diamant kommt vom griechischen *adamas*, »der Unbezwingbare«. Daraus wurde Adamant und später Diamant, der König der Edelsteine, der sein vulkanisches Feuer durch den Ende des 15. Jahrhunderts entdeckten Brillantschliff zu funkelnder Vollendung zu steigern vermag. Der Brillantschliff, ein Rundschliff mit 56 Facetten, bewirkt, dass alles Licht, das von oben auf den Diamanten fällt, wieder nach außen reflektiert wird. So entsteht das sprühende Feuer des geschliffenen Diamanten, der seitdem zu den kostbarsten und begehrtesten Edelsteinen der Welt gehört.

Der Wert eines Diamanten wird nach den vier Cs bestimmt:

Clarity: Wenn man mit einer zehnfach vergrößernden Lupe keine Einschlüsse erkennt, ist der Diamant lupenrein.

Color: Die Farbskala reicht von farblos über weiß (Top Crystel), rosa, blau-weiß (River, Top Wesselton), grün, gelb, braun bis schwarz.

Cut: Der Schliff muss alles Licht reflektieren und dem Stein Feuer geben. Die hohe Lichtbrechung kommt dadurch zustande, dass das Licht den Diamanten 2,42 Mal langsamer durchdringt als die Luft.

Carat: Ein Karat Diamant wiegt genau 0,2 Gramm. Nur wenige Diamanten sind größer, dann aber auch sehr viel teurer. Über die Preise von Rohdiamanten wacht das so genannte »Diamantensyndikat« aus Produzenten, Händlern und privaten Besitzern.

Weniger wertvolle Industriediamanten werden heute unter starkem Druck und bei hohen Temperaturen synthetisch hergestellt. Sie sind für Heilzwecke und als Schmuck jedoch vollkommen ungeeignet und werden ausschließlich zum Schleifen, Schneiden und Polieren von Metall, Glas oder anderen Edelsteinen verwendet.

Chemische Zusammensetzung und Härte

Die reinen, wasserklaren Diamanten bestehen aus nur einem Element, nämlich reinem Kohlenstoff. Allein die Information in den Kohlenstoffatomen und die Transformationskräfte entscheiden darüber, ob aus dem Kohlenstoff ein wertvoller Diamant entsteht oder Graphit. Diamanten kristallisieren in Oktaedern, Hexaedern oder Tetraedern. Mit einer Ritzhärte von 10 ist der Diamant der härteste Stoff, den die Natur hervorbringt, und außerdem der mit der stärksten Lichtbrechung. Manche Diamanten sind durch Spuren von Eisen, Chrom, Titan oder anderen Metallen blau, grün, gelb, rot, braun oder auch schwarz gefärbt.

Fundorte und Lagerstätten

Vom Altertum bis zur Eroberung der Neuen Welt im 15. und 16. Jahrhundert kamen alle Diamanten aus den berühmten Diamantminen von Golkonda in Indien. Danach erschöpften sich die indischen Vorkommen allmählich und vom 18. Jahrhundert an kamen die meisten Diamanten aus Brasilien. Als auch diese Lagerstätten mehr und mehr ausgebeutet waren, entdeckte man Diamanten im erstarrten Magma der Vulkanschlote in Südafrika und danach auch noch im Schutt und im Geröll der Flüsse, die sie teilweise bis ans Meer transportierten.

Zu den bekanntesten Diamantlagerstätten gehört der erloschene Vulkan von Kimberley in Südafrika mit »Big Hole«, dem großen Loch. Weitere Diamantvorkommen befinden sich in Südafrika, im zentralafrikanischen Zaire, Tansania, in Ghana, Sierra-Leone, Brasilien, Indien und in der sibirischen »Grube Mir«.

Es gibt einige berühmte, besonders große Diamanten, um die sich alle möglichen Geschichten ranken. Der größte Diamant, der je gefunden wurde, ist der südafrikanische Cullinan. Er wiegt 620 Gramm; das entspricht 3.106 Karat. Dann folgen der Excelsior mit 199 Gramm, der Regent mit 82 Gramm, der russische Orlov mit 40 Gramm und der Kohinoor mit 37 Gramm.

Geschichtliche Überlieferung

Im Altertum gelangten die ersten Diamanten durch den Karawanenhandel von Indien nach Europa. Alexander der Große kam auf seinen Feldzügen durch Kleinasien bis nach Indien. Dort soll er eine riesige Diamantenmine entdeckt haben, die von giftigen Schlangen bewacht wurde. Der erfinderische Feldherr beschaffte sich große Spiegel und stellte sie so auf, dass die Schlangen ihr Spiegelbild darin sahen, vor sich selber erschraken und sich schnell davonmachten. Dann sah Alexander in die Tiefe und entdeckte dort glitzernde Diamanten, aber weil die Wände der Grube so steil waren, konnte er nicht hinunter gelangen. Da ließ er fette Schafe schlachten und in die Grube werfen. Die Diamanten blieben am Fett der Schafe hängen und Geier, die von dem Fleisch angelockt worden waren, flogen in die Tiefe und transportierten das Fleisch samt Fett und den daran haftenden Diamanten nach oben. Nun mussten Alexanders Krieger nur noch die Geier mit gezielten Pfeilschüssen vom Himmel holen, um an die kostbaren Diamanten zu gelangen. Und so ähnlich macht man es noch heute. Das diamanthaltige Gestein wird zertrümmert und zum Schluss über eingefettete Rütteltische transportiert, wo nur die Diamanten am Fett hängen bleiben.

Im Mittelalter stellte man aus Diamantenpulver allerlei Medikamente her, die vor Krankheiten schützen sollten. Allzu große Stücke wurden manchmal verabreicht, um ungeliebte Zeitgenossen ins Jenseits zu befördern. Man glaubte, die Diamantstücke seien in der Lage, die Gedärme allmählich völlig zu zerfressen. Auf diese Weise soll auch der berühmte Arzt Paracelsus aus dem Leben geschieden sein. Doch als Ring getragen und aufs Herz gelegt, soll ein Diamant den Grimm der Feinde mildern, Schwindel, Schwermut und Angst vertreiben und die Macht des Giftes brechen.

Obwohl der Diamant als König der Edelsteine eine so große Wertschätzung genießt, hat er bei Hildegard den gleichen Stellenwert wie alle anderen Steine. Auch in der Bibel findet sich kein Hinweis auf den kostbaren Diamanten. Der Edelsteinkenner Calay bezweifelt sogar, dass der Diamant im Altertum überhaupt bekannt war.

Marbod von Rennes berichtet, dass der Diamant seinen Träger unbesiegbar macht und dass er trügerische Träume vertreibt, Gift beseitigt und die Demenz verhütet. Immer wieder anstürmende Feinde werden vom Diamanten abgewiesen. Diamanten soll man in Gold oder Silber fassen.

In unserer modernen Gesellschaft wird der Diamant und seine Ausstrahlung über alle Maßen gepriesen, weil sein Besitz mit Reichtum, Macht, Ansehen, Glamour und Prestige verbunden wird. Allerdings sagt man auch, dass sehr wertvolle Diamanten den Neid anderer Menschen auf sich ziehen und ihrem Besitzer Unglück bringen. So sind beispielsweise sämtliche Besitzer des Hope-Diamanten auf tragische Weise ums Leben gekommen.

Formen und Aussehen

In der Hildegard-Heilkunde werden vorwiegend Rohdiamanten von einem Karat und mehr verwendet. Darüber hinaus kann man Rohdiamanten in Goldringe fassen oder, in Krallen gefasst, an einer Goldkette tragen. Liebende schenken sich als Zeichen ihrer reinen Liebe und Treue auch heute noch in Gold gefasste Brillanten. Auch diese kann man zur

Herstellung von Diamantwasser verwenden oder, wie unten beschrieben, therapeutisch einsetzen.

Anwendung

1. Entziehungsmittel gegen Rauchen, Alkohol, Drogen, Esssucht und ähnliche Obsessionen, Hilfsmittel beim Fasten und bei zu großem Appetit, Heißhunger bei Diabetes

Die letztgenannte Indikation, »Heißhunger bei Diabetes«, wurde vor einigen Jahren von der Stiftung Warentest zum Anlass genommen, die gesamte Hildegard-Heilkunde lächerlich zu machen. Die Aussage wurde vulgärjournalistisch so interpretiert, dass man sich nur einen Diamanten in den Mund zu stecken brauche, um Diabetes zu heilen. Dem ist natürlich nicht so. Wohl aber ist es eine Tatsache, dass die Anwender der Hildegard-Heilkunde durch den gleichzeitigen Einsatz von Diamanten und einer Dinkel-Körner-Diät in der Lage sind, bei Altersdiabetes die Menge an Insulin oder oralen Antidiabetika um bis zu 50 Prozent zu reduzieren.

Für die oben angegebenen Zwecke wird der Diamant als Ring oder an einer Goldkette getragen, und zwar so, dass man ihn öfter in den Mund nehmen kann, ohne ihn zu verschlucken.

2. Verhütung von Arteriosklerose und Hörsturz, bei Halbseitenlähmung nach einem Schlaganfall, zur Rehabilitation nach einem Schlaganfall und bei Lähmungserscheinungen

Man füllt die gesamte Wassermenge, die ein Mensch pro Tag zum Kochen und Trinken braucht, am Tag zuvor in ein Gefäß und legt einen Rohdiamanten oder einen Brillantring den ganzen Tag lang hinein. Mit dem so hergestellten Diamantenwasser, das man immer wieder neu ansetzt, werden alle Speisen und Getränke zubereitet.

3. Gelbsucht
Diamantenwasser wird wie oben beschrieben hergestellt und getrunken. Zusätzlich kann man Aloewasser herstellen und trinken. Bei Gelbsucht aufgrund von Gallengangverschluss muss schulmedizinische Hilfe in Anspruch genommen werden.

4. Kommunikationsmittel gegen boshafte Schweigsamkeit
Von boshafter Schweigsamkeit Betroffene sollten einen Diamanten in einer Goldkralle oder in einem Ring an einer Goldkette tragen und öfter in den Mund nehmen. Die Kraft des Diamanten löscht die Bosheit und bringt den Betroffenen wieder zum Sprechen.

5. Jähzorn, Lügen, Fanatismus
Auch hier wird der Diamant wie oben beschrieben getragen und öfter in den Mund genommen.

Patientenberichte

1. Rehabilitation nach Schlaganfall
Vor drei Jahren erlitt ich am 19. September über Nacht einen Schlaganfall. Danach konnte ich die rechte Gesichtshälfte nicht mehr bewegen und das rechte Auge nicht mehr öffnen. Auch mein rechter Arm und der rechte Oberschenkel waren gefühllos. Im Krankenhaus bekam ich zwei Wochen lang täglich vierzehn Tabletten. Schon am zweiten Tag brachte mir meine Frau täglich einen halben Liter Diamantwasser ins Krankenhaus. Zusätzlich nahm ich täglich zwei bis vier Galganttabletten und massierte mein Gesicht regelmäßig mit Thymiansalbe ein. Bald konnte ich auf sämtliche Tabletten, die mir im Krankenhaus verabreicht wurden, verzichten. Als ich nach zwei Wochen entlassen wurde, hatte ich bereits wieder Gefühl im rechten Arm und im rechten Bein. Auch das

rechte Auge war schon wieder halb offen. Die Ärzte waren über diesen raschen Erfolg sehr erstaunt. Anschließend behandelte ich mich nur noch mit den Hildegardmitteln und mit Diamantwasser. Bereits im Dezember, also nach nur drei Monaten, hatte ich keine Ausfälle mehr, und nun bin ich schon seit drei Jahren beschwerdefrei. Den Galgant und das Diamantwasser nehme ich dennoch prophylaktisch weiter.

Auch bei vielen anderen Schlaganfallpatienten wurde beobachtet, dass die Behandlung mit Diamantwasser die Rehabilitation sehr beschleunigte. Dies traf auch in vielen schweren Fällen zu, wo die Ärzte kaum noch eine Hoffnung sahen und den Patienten mitteilten, dass sie vermutlich ein Pflegefall bleiben würden.

2. Arteriosklerose

Ich war bei der Kripo und habe in meinem langen Berufsleben fürchterliche Grausamkeiten erleben müssen, die mir immer sehr zu Herzen gegangen sind. Nach meiner Pensionierung spürte ich, wie meine Herzleistung allmählich nachließ und der Herzschlag unrhythmisch wurde. Bei einer Katheteruntersuchung wurde eine hochgradige Arteriosklerose festgestellt und ein siebenfacher Bypass vorgesehen. Ich begann sofort mit dem Hildegard-Fasten, nahm den bitteren Diptam ins Essen, trug eine Jaspisscheibe und trank Diamantwasser.

Nach einem Vierteljahr ging ich wieder zum Herzspezialisten. Er stellte fest, dass sich die Stenosen zurückgebildet hatten und eine Operation nicht mehr nötig war. Seitdem sind fünf Jahre vergangen und in der ganzen Zeit hatte ich keine Herzprobleme mehr. Ich führe das darauf zurück, dass ich meine Ernährung auf Dinkel, Obst und viel Gemüse umgestellt habe und weiterhin täglich Diamantwasser zum Trinken und Kochen verwende.

3. Appetitzügler bei Heißhunger

Ich bin Krankenschwester und leide an Übergewicht, weil ich unter Stress dazu neige, vor allem abends viel zu viel zu essen. Bei der Zügelung meiner Esssucht hilft mir ein Diamant, den ich an einer Goldkette trage und häufig in den Mund nehme. Dadurch gelingt es mir, meinen Appetit zu bremsen und mein Gewicht zu reduzieren.

10 Hyazinth

Mineralogie

In der Natur ist der Hyazinth meist orange, goldgelb, braun oder rotbraun gefärbt. Blaue, grüne oder rote Hyazinthe sind äußerst selten. Die Farben entstehen durch geringste Spuren radioaktiver Elemente wie Uran, Thorium oder Hafnium. Im alten Indien veränderte man die natürlichen Farben der Hyazinthe schon vor tausend Jahren durch Erhitzen und Bestrahlen. Heute werden die beliebten blauen und farblosen Hyazinthe durch Bestrahlungs- und Brennprozesse gewonnen.

Unbehandelt und ohne Beimengungen ist der Hyazinth farblos und durchsichtig mit einer hohen Lichtbrechung, die dem geschliffenen Stein eine diamantenähnliche Brillanz verleihen kann. Der Hyazinth hat eine tetragonale Kristallstruktur und bildet charakteristische Doppelpyramiden. Seine Oberfläche ist meist rissig. Beim Transport in den Flussbetten wird er rund geschliffen.

Seit der Entdeckung des Minerals Zirkon durch M. H. Klaproth im Jahre 1789, nennt man den Hyazinth auch Zirkon. Mit großer Sicherheit ist der Hyazinth ein eigenständiger Edelstein und stammt nicht aus der Gruppe der Korunde (Rubin, Saphir), obwohl diese in der Antike und in der europäischen Tradition ebenfalls als Hyazinthe bezeichnet wurden.

Chemische Zusammensetzung und Härte

Vollständige Klarheit gibt die chemische Zusammensetzung: Der Hyazinth besteht aus Zirkonerde und Kieselsäure und hat die chemische Formel $ZrSiO_4$, während der Korund aus Tonerde besteht und die Formel Al_2O_3 hat.

Aufgrund seines hohen spezifischen Gewichts ist der Hyazinth der schwerste aller Edelsteine. Er hat mit 7,5 eine relativ hohe Ritzhärte, obwohl er andererseits recht spröde ist und schon durch einen leichten Hammerschlag zerspringt.

Lagerstätten und Fundorte

Hildegard schreibt, dass der Hyazinth aus dem Feuer der Vulkane geboren wird. Dennoch findet man ihn selten im vulkanischen Muttergestein, sondern viel häufiger im Sedimentgestein der Flüsse, die ihn kilometerweit von seinen ursprünglichen Lagerstätten wegtransportieren. Die bedeutendsten Hyazinth-Fundstätten liegen in Sri Lanka, Thailand, Burma, an den Küsten von Queensland in Australien, in Florida, Brasilien, Indien, Kanada und im Ural.

Geschichtliche Überlieferung

Der Hyazinth verdankt seinen Namen einer tragischen Geschichte aus der griechische Sage. Der griechische Gott Apoll tötete beim Diskuswerfen seinen geliebten Freund Hyakinthos, weil der eifersüchtige Gott Zephyr seinen Diskus so umgelenkt hatte, dass er zum tödlichen Geschoss wurde. Das Blut des Hyakinthos floss auf Steine, die sich blutrot verfärbten und von nun an zur Erinnerung an den Freund des Apoll Hyazinthe genannt wurden. Aus diesem Grund ist der Hyazinth auch der Stein der Kämpfer und

Sportler, weil er den Kampfgeist stärken und von Gewissensbissen und Verzagtheit befreien soll. Frauen schenkt der Hyazinth der griechischen Sage zufolge ewige Anmut und Bewunderung.

Für Hildegard gab es keinen Zweifel, dass sie dem Hyazinths in ihrem Edelsteinbuch ein eigenes Kapitel widmen musste, denn dieser Stein wird in der Bibel an drei Stellen genannt, und zwar bei Moses und in der Offenbarung. Bei Hildegard hat der Hyazinth sogar noch mehr Heilkräfte als der kostbare Diamant.

Marbod von Rennes schreibt, dass man mit Hilfe des Hyazinth sicher den rettenden Strand erreicht und einem keine Krankheit schaden kann. »Wenn du etwas Rechtmäßiges erbittest, wird dir dein Wunsch nicht abgeschlagen.«

In den Gummibaumwäldern Südthailands befinden sich unzählige Zirkongruben, die teilweise eine Tiefe von bis zu acht Metern erreichen. Bei den Thai erfreuen sich Zirkone größter Beliebtheit, weil sie nicht nur die Schlaflosigkeit beseitigen, sondern auch Reichtum und Weisheit bewirken sollen.

Formen und Aussehen

In der Edelsteinheilkunde nach Hildegard werden entweder einzelne Rohhyazinthe oder Ketten aus Hyazinth verwendet. Es können aber auch unbehandelte, in Ringe gefasste Zirkone eingesetzt werden.

Anwendung

1. Augenleiden, mangelnde Sehschärfe, Hornhauttrübungen und Narben auf der Hornhaut

Wer trübe und geschwürige Augen (Hornhautnarben) hat

und dadurch seine Sehschärfe eingebüßt hat (auf Lateinisch steht hier *caligo*, also »verminderte Helligkeit«), lege den Hyazinth in die Sonne und befeuchte den erwärmten Stein mit seinem Speichel. Dann lege er den Stein auf seine Augenlider, damit sie sich davon erwärmen. Dies wird oft, möglichst täglich, wiederholt, damit sich die Augen aufhellen und heilen.

Bekanntlich ist der eigene Speichel ein starkes Wundheilmittel, weil er die natürlichen Wundheilmittel Thiocyanat oder Rodanith enthält. Umfangreiche Forschungsarbeiten haben ergeben, dass sich Thiocyanat auch im Dinkel sowie in vielen Gemüsearten befindet und dem Menschen als Infektionsschutz, Zellwachstumsmittel und Immunstimulans dient. Thiocyanat ist eine vollkommen ungiftige körpereigene Substanz, die sich außer im Speichen noch in der Tränenflüssigkeit, im Blut und in der Muttermilch befindet. Sie ist es, die dafür sorgt, dass die Mutter beim Stillen einen Infektionsschutz auf ihr Baby überträgt. Thiocyanat darf nicht mit Zyanat, der tödlichen Blausäure, verwechselt werden.

2. Allergiefieber, Magen-Darmfieber; allergische Hautausschläge, auch bei Masern, Röteln und Scharlach; Beseitigung von Toxinen nach Infektionskrankheiten und von durch Umweltgifte verursachten schlechten Säften

Man legt einen Hyazinth in eine Tasse Wein, erwärmt den Wein etwa eine Stunde lang in der Sonne und bringt ihn anschließend mit dem Tauchsieder kurz zum Erhitzen. Dann lässt man den Hyazinth in der Tasse liegen und trinkt den Wein morgens nüchtern vor dem Frühstück und abends vor dem Schlafengehen mindestens drei Tage lang.

Wenn die Sonne am zweiten und dritten Tag nicht scheint, kann man den Hyazinthwein auch an einem Buchen- oder Lindenfeuer erwärmen und wie oben beschrieben mit dem Tauchsieder aufkochen. Eine Tasse aus Porzellan oder Ton wird hier zwingend vorgeschrieben.

3. Drogensucht, Sinnlosigkeit, Psychosen, Schizophrenie, Wahnsinn, Obsessionen, Besessenheit, Zwangsverhalten, Perversionen

Die obere Kruste eines Laibs Roggenbrot, bei Unverträglichkeit auch eines Dinkelbrots, wird mit dem Messer von oben nach unten und von der Mitte aus nach rechts und links, also in Kreuzesform eingeritzt. Nun zieht man einen Hyazinth in gleicher Weise kreuzförmig durch die Einritzung und spricht dabei folgendes Gebet: »Gott, der dem Teufel die ganze Edelsteinherrlichkeit abnahm, als dieser seinen Auftrag übertrat, befreie dich, (Name des Betroffenen), von allen Verblendungen und Zaubersprüchen und löse das Leiden dieser Verwirrtheit von dir.«

Dann zieht man nochmals ein Kreuzzeichen durch das Brot und spricht: »Wie der ursprüngliche Glanz des Luzifer wegen seiner Übertretung von ihm genommen wurde, so werde auch diese Sinnesverwirrung, die dich, (Name des Betroffenen), mit mancher Verblendung und mancherlei Zauber plagt, von dir genommen und falle von dir ab.«

Anschließend wird das so präparierte Brot gegessen. Das heilende und befreiende Gebet soll auch als Tischgebet über alle Speisen gesprochen werden, und auch dabei zieht man einen Hyazinth kreuzweise über das Essen.

Gebete, die durch die Heilkraft der Edelsteine noch verstärkt werden, spielen eine wichtige Rolle in der wieder entdeckten Gebetsmedizin, die von zahlreichen amerikanischen Studien als wirksam bestätigt wird. In seinem Buch *Healing Words* hat der amerikanische Arzt Larry Dossey auf die Heilkraft von Gebeten hingewiesen.

Darüber hinaus beschreibt Hildegard die mythologische Bedeutung der Edelsteine, die bereits am ersten Schöpfungstag als Licht- und Kraftmedien geschaffen wurden und einst zum Schatz des Lichtengels Luzifer gehörten. Nach Luzifers Sturz aus dem Himmel wurde sein Edelsteinschatz dem Menschen als Antidiabolikum geschenkt.

4. Lachzwang, zwanghafte Albernheit und dadurch ausgelöste Herzschmerzen
Wer unter durch Lachzwang ausgelösten Herzschmerzen leidet, macht mit dem Hyazinth ein Kreuzzeichen über sein Herz und spricht dabei das oben genannte Gebet. Außerdem soll man bei Lachzwang einen Hyazinth in den Mund nehmen, dann vergeht er.

5. Übertriebene sexuelle Bedürfnisse, Perversionen, sexuelle Verirrungen
Wer unter zu starken sexuellen Bedürfnissen leidet, trage einen Hyazinthring oder eine Kette aus Hyazinthen und schaue den Stein oft an. Außerdem kann man den Hyazinth in der Sonne oder über einem Buchen- oder Lindenholzfeuer erwärmen. Dann schlägt man mit dem warmen Stein ein Kreuzzeichen über das Sonnengeflecht zwischen Brustbein und Bauchnabel, die Nieren und wieder den Bauchnabel. Durch diese Anwendung wird die zu starke Sinnlichkeit in spirituelle und intellektuelle Energie verwandelt. Das Wissen darüber, wie man sexuelle Energie oder das »Animalische« in spirituelle Energie verwandelt, gehört zum uralten Weisheitswissen der Weisen und Erleuchteten sowie der Mönche und Nonnen.

Patientenberichte

1. Übertriebene sexuelle Bedürfnisse
Ich bin neunzehn Jahre alt und musste mich mehrmals am Tag selbst befriedigen, was ich oft als sehr lästig und frustrierend empfand. Die Hyazinthkette, das oben beschriebene Gebet und das Hyazinthbrot haben mir sehr geholfen, meine sexuelle Energie in geistige und sportliche Energie umzuwandeln.

Außerdem leide ich an Wahnvorstellungen und fühle mich

sehr oft hoffnungslos verloren und verzweifelt. Doch seit ich ständig eine Hyazinthkette trage, das oben beschriebene Gebet spreche, Hyazinthbrot esse und ein bis zweimal wöchentlich eine Haferdampfsauna nehme, hat sich mein seelisches Gleichgewicht sehr verbessert.

2. Hornhautnarben

Durch unsachgemäßen Umgang mit Silbernitratlösung in einer Augenarztpraxis erlitt ich eine Verletzung der Hornhaut, die mit brennenden Schmerzen in den Augen einherging. Eine andere Augenärztin stellte fest, dass ich lauter kleine Löcher in der Hornhaut hatte, die mit einem Gyrasehemmer behandelt werden sollten. Ich entschied mich jedoch für die Hildegard-Heilkunde und behandelte mich abwechselnd mit einem Hyazinth und einem Saphir. Ich wärmte die Steine in der Sonne, benetzte sie mit meinem Speichel und legte sie mehrmals täglich auf die geschlossenen Augenlider. Eine Kontrolluntersuchung vier Wochen später ergab, dass nicht nur die Schmerzen verschwunden waren, sondern auch alle Narben und Löcher.

11 Jaspis

Mineralogie

Der Jaspis gehört wie der Achat, der Chrysopras, der Onyx, der Karneol und der Sarder zur Familie der Chalcedone. Durch Einschlüsse von Eisenoxid erhält er seine ziegelrote Farbe, die den ganzen Stein in landschaftsartigen Bändern durchzieht. Der dunkelgrüne Jaspis mit den charakteristischen roten Flecken heißt auch Blutjaspis oder Heliotrop.

Chemische Zusammensetzung und Härte

Der Jaspis besteht aus Siliziumdioxid und ist eine mikrokristalline Variante des Quarzes, der durch Anteile von Eisen- und Manganoxid gelb, rot, braun oder grün gefärbt ist. Auf der Mohs'schen Härteskala hat er den Härtegrad 7.

Lagerstätten und Fundorte

Im roten Zentrum Australiens oder in den westaustralischen Kimberleys kann man meilenweit über Jaspisfelsen klettern. Große Vorkommen befinden sich auch im Schwarzwald, in Idar-Oberstein, in Nordindien, Ägypten, Afrika, Mexiko, Brasilien und Nordamerika. In Arizona gibt es einen ganzen Nationalpark, den zu Jaspisstämmen versteinerten Wald, der »Petrified Forest« (versteinerter Wald) genannt wird.

Geschichtliche Überlieferung

Im Alten Testament gehört der Jaspis zu den Steinen, die der Hohenpriester im Brustschild seines purpurnen Gewandes trägt. In der Offenbarung des Johannes ist er der erste der acht Grundsteine, auf die Jesus seine neue christliche Kirche baut. Er ist dem Apostel Petrus zugeordnet.

Bei den Ägyptern, Griechen und Römern spielte der Jaspis eine große Rolle, weil er als Amulett- oder Siegelstein für Regen sorgen, wilde Tiere und Dämonen vertreiben und Volksrednern zu Macht und Erfolg verhelfen konnte.

Im gesamten Orient wird er als Glücksstein gefeiert. Als Intarsienstein schmückt er beispielsweise das weltberühmte Taj Mahal im nordindischen Agra.

Marbod von Rennes beschreibt siebzehn verschiedene Jaspisarten, deren Kräfte noch mehr zur Geltung kommen, wenn man sie in Silber fasst. Jaspis hilft gebärenden Frauen, weil er dafür sorgt, dass sich die Geburtswege besser öffnen. Außerdem verleiht er Anmut und Kraft.

Formen und Aussehen

In der Hildegard-Heilkunde werden Jaspisscheiben verwendet – vier Millimeter stark, mit einem Durchmesser von sechs Zentimeter, achteckig geschliffen und poliert. Am Rand haben diese Scheiben ein Loch von zwei Millimeter Durchmesser, durch das ein Seidenband gefädelt werden kann, an dem man die Scheibe um den Hals trägt. Weiterhin werden Kugelketten mit zwei Millimeter bis ein Zentimeter starken polierten Kugeln eingesetzt. Für die Ohrenanwendung werden Jaspisoliven mit einem kleinem Hakenstiel geschliffen, die an einer Silberkette befestigt ist. Die Nasenolive passt bequem in ein Nasenloch. Sie ist gerade geschliffen und ebenfalls an einer Silberkette befestigt.

Anwendung

Nach Hildegard ist der Jaspis der stärkste Heilstein für das Herz. Wegen seiner zuverlässigen Wirkung auf den Herzrhythmus wird er auch als »Herzschrittmacher der Hildegard-Heilkunde« bezeichnet. Kalt aufs Herz gedrückt ist der Jaspis in der Lage, das durch funktionale, also nicht durch organische Störungen aus dem Rhythmus geratene Herz wieder in Harmonie zu bringen. Patienten, denen ein Herzschrittmacher eingesetzt werden sollte, haben mir berichtet, dass sie durch das Tragen einer Jaspiskette über dem Brustbein oder durch den kühlenden Effekt der Jaspisscheibe eine Operation vermeiden und die Leistungsfähigkeit ihres Herzens verbessern konnten. Als unterstützende Anwendung empfiehlt sich die kleine Herzkur mit Galganttabletten und Petersilientrank (Herzwein). (Siehe auch Strehlow: *Die klassische Hildegard-Heilkunde – das Gesundheitsprogramm: Herzerkrankungen und Kreislauferkrankungen.*)

1. Herzrasen, Herzrhythmusstörungen, Aussetzer und Herzschmerzen
Eine Jaspisscheibe wird mit der polierten Seite aufs Herz gedrückt, bis sie heiß wird. Dann legt man den heißen Jaspis zur Seite, lässt ihn abkühlen und wiederholt das Ganze noch zwei bis dreimal, bis die Herzbeschwerden weg sind. Diese Behandlung kann bei Bedarf mehrmals wiederholt werden. Tagsüber, aber vor allem nachts befestigt man die Jaspisscheibe an einem Seidenband und hängt sie sich um den Hals.

2. Schwerhörigkeit, Ohrenschmerzen, Ohrenrauschen, Ohrenkatarrh
Eine geschliffene Jaspisolive an einem Silberkettchen wird durch Anhauchen befeuchtet und vorsichtig in den Gehörgang eingeführt, wo sie zehn bis fünfzehn Minuten lang verbleibt. Mit der Silberkette lassen sich die Ohroliven leicht

wieder entfernen. Diese Behandlung wird zwei bis dreimal täglich wiederholt, und zwar so lange, bis die Beschwerden nachlassen. Bei Schwerhörigkeit kann das drei bis zwölf Monate dauern.

3. Schnupfen, Heuschnupfen, Nebenhöhlenentzündung, Stockschnupfen

Für die Nase werden Nasenoliven verwendet, die man durch Anhauchen befeuchtet und vorsichtig in die Nasenlöcher einführt, wo sie ebenfalls zehn bis fünfzehn Minuten lang verbleiben. Auch die Nasenolive wird an der Silberkette wieder aus der Nase gezogen. Schnupfen kann man zusätzlich mit Pelargoniummischpulver und Dill-Fenchelkräutern behandeln. (Siehe *Einführung in die Hildegard-Medizin*, Lüchow Verlag, 2004).

4. Ischiasschmerzen, Hexenschuss, Rheumaschmerzen, Tennisellenbogen, Seitenschmerzen, Trigeminusneuralgie

Die Jaspisscheibe wird mit medizinischer Seide (Leukosilk) über dem Schmerzpunkt befestigt und verbleibt dort über Nacht, gegebenenfalls auch bis zu drei Tagen. Die Wirkung dieser Behandlung ist überraschend. Meistens sind die Schmerzen danach für immer verschwunden. Die natürliche Kühlung durch den kalten Jaspis nimmt den Nerven beziehungsweise den Muskeln oder Sehnen die Entzündungshitze.

5. Geburtshilfe

Während der Geburt nimmt die Mutter eine Jaspisscheibe in die Hand, damit sich die Geburtswege leichter öffnen. Sie hält sich sozusagen an der Jaspisscheibe fest und kann dadurch leichter entspannen. Die Geburtsbeschwerden werden leichter zu ertragen und auch das Baby hat es leichter, weil es sich nicht so lange durch die verkrampften Geburtswege quälen muss.

6. Traumregulation, Blitz- und Donnerträume
Der Jaspis wird über Nacht an einem Seidenband getragen, und zwar so, dass er in der Nähe des Herzens zu liegen kommt. Dort sorgt er für einen guten Schlaf, und Alpträume bleiben aus.

7. Zur Problemlösung, für gute Konzentration, gegen Wankelmut und Unentschlossenheit
Nehmen Sie zum Meditieren einen kleinen Jaspisschmeichelstein oder eine kleine Jaspisscheibe in den Mund und Sie werden eine reine, wohltuende Atmosphäre erleben.

8. Gegen Schlangen und Angst vor Schlangen
Tragen Sie einen Jaspis dort, wo sich Schlangen aufhalten, oder deponieren Sie den Stein an dieser Stelle.

Patientenberichte

1. Nebenhöhlenentzündung
Mein Mann litt bereits seit 25 Jahren an chronischer Nebenhöhlenentzündung und hatte schon unzählige schulmedizinische und alternativmedizinische Behandlungen erfolglos über sich ergehen lassen. Da schenkte ich ihm zum Geburtstag zwei Jaspis-Nasenoliven, die zu Beginn fast unerträgliche Kopfschmerzen bei ihm auslösten. Danach erfolgte eine zweiwöchige Reinigung der Nebenhöhlen, wie er sie nicht für möglich gehalten hätte. In der letzten Woche benutzte er statt Taschentüchern nur noch Handtücher, weil seine Nase so viel Sekret absonderte. Seither fühlt er sich befreit und hat auch bei nasskaltem Wetter keine Beschwerden mehr.

2. Herzrhythmusstörungen
Nach einer überstandenen Herzmuskelentzündung raste mein Puls ständig mit 130 bis 170 Schlägen pro Minute. Ein

Lebensstilseminar im Hildegard-Kurhaus führte dazu, dass ich meine Lebensweise änderte und meine Ernährung umstellte. Regelmäßig trug ich eine Jaspisscheibe über der Herzgegend und nach drei Monaten hatte ich einen regelmäßigen Puls mit 80 Schlägen in der Minute. Vor lauter Freude legte ich den Jaspis zur Seite. Es ging noch fünf Tage gut. Danach war mein Puls zwar immer noch normal, aber wieder unregelmäßig. Sofort legte ich den Jaspis wieder an, und nach zwei Tagen war mein Puls wieder regelmäßig. Ich versuchte es noch mehrmals ohne Jaspisscheibe, aber nach kurzer Zeit stellten sich die Rhythmusstörungen immer wieder ein. Erst nach weiteren zwei Monaten, also nach insgesamt fünf Monaten, blieb mein Puls regelmäßig und normal. Seitdem sind nie wieder Rhythmusstörungen aufgetreten. Ich habe auch keine Angst mehr davor, weil ich meinen Jaspis immer zur Hand habe.

3. Herzrhythmusstörungen

Ich litt häufig unter Herzbeschwerden und Rhythmusstörungen und probierte alles aus, was die Schulmedizin zu bieten hat, unter anderem Betablocker und Tromcardin. Alles ohne Erfolg. Eine Schrittmacheroperation war vorgesehen. In der Hildegard-Sprechstunde wurde mir geraten, ständig eine Jaspisscheibe zu tragen, die, kalt aufs Herz gelegt, schnell und anhaltend hilft. Diese Scheibe hat mich bisher noch nie im Stich gelassen. Ich habe sie immer bei mir und möchte sie nicht mehr missen.

4. Ischialgie

Ich litt nach Gartenarbeiten unter schweren Rückenschmerzen und konnte mich kaum noch bewegen. Da klebte ich mir fünf Tage lang eine Jaspisscheibe auf die schmerzende Stelle. Bereits nach einem Tag hatten die Ischiasschmerzen nachgelassen und nach drei bis vier Tagen waren sie weg. In der ganzen Zeit konnte ich auf Medikamente verzichten.

5. Gallenkolik

Nach einem üppigen Essen hatte ich Gallenschmerzen, die allmählich immer schlimmer wurden. Sofort legte ich eine eiskalte Jaspisscheibe auf die schmerzende Stelle und war bereits nach zehn Minuten schmerzfrei.

6. Schwerhörigkeit

Ich litt bereits seit mehreren Monaten unter Schwerhörigkeit und einem unangenehmen Rauschen im Ohr. Das regelmäßige Tragen einer Jaspisolive bewirkte, dass ich nach drei Monaten besser hören konnte. Das unangenehme Rauschen ist seitdem nicht wieder aufgetreten.

7. Flüssigkeit in den Ohren

Ein fünfjähriger Junge hatte nach einer Erkältung drei Monate lang Flüssigkeit hinter dem Trommelfell und konnte nichts mehr hören. Auch das vom Ohrenarzt unter Schmerzen eingesetzte Röhrchen brachte keine Besserung. Also wurde das Röhrchen wieder entfernt. Statt dessen setzten wir in jedes Ohr mehrmals täglich eine Jaspisolive an einem Silberkettchen. Schon nach drei Tagen konnte der Junge wieder hören, die Flüssigkeit war weg und das Ohr schmerzfrei. Nun trägt er den kleinen »Jaspiszauberstein« für alle Fälle immer an einem Halskettchen bei sich.

Weitere Fallgeschichten berichten von der erstaunlichen Wirkung der Jaspisolive bei Ohrgeräuschen, Hörsturz, Schwerhörigkeit und Ohrenschmerzen.

8. Herzrhythmusstörungen

Bei Aufregung litt ich unter Rhythmusstörungen und Herzstolpern. Außerdem wurde ich wurde zunehmend müde und ängstlich und fühlte mich nicht wohl. Seit ich ständig eine Jaspisscheibe im BH trage, sind die Rhythmusstörungen und die innere Unruhe nicht mehr aufgetreten.

9. Lampenfieber, Übelkeit, Panikattacken, Ischiasschmerzen
Ich bin Moderatorin im Fernsehen und nahm früher vor meinen Auftritten regelmäßig vier bis fünf Nervenkekse, um zu innerer Ruhe und Gelassenheit zu finden. Ohne diese Kekse war ich die ganze Woche vor meinem Auftritt nervös, unruhig und zappelig, zumal ich durch die Regievorbereitung und in der Familie ebenfalls starken Belastungen ausgesetzt war. Mein Hauptproblem waren jedoch nervöse Herzbeschwerden. Gegen das beängstigende Herzrasen setzte ich schließlich eine Jaspisscheibe ein. Und während das Herzrasen früher in Panikattacken ausartete, beruhigt sich mein Herz nun innerhalb von fünf Minuten. Ich bin überglücklich und leide nur noch sehr selten unter diesen Erscheinungen. Die Jaspisscheibe ist mein ständiger Begleiter, mit dem ich mich sicher und angstfrei fühle.

10. Herzrhythmusstörungen
Aufgrund einer Basedowerkrankung habe ich oft Herzrasen und Rhythmusstörungen. Dann rast mein Puls mit 120 Schlägen pro Minute. Wenn ich die Jaspisscheibe anwende, fällt mein Puls wieder auf Werte zwischen 72 und 80 und das Herz schlägt wieder regelmäßig.

11. Herzrhythmusstörungen
Als Bauingenieur hatte ich stets ein arbeitsintensives Leben, und nun fing ich mit 77 Jahren zum ersten Mal an zu kränkeln. Der Hausarzt stellte Herzmuskelentzündung fest. Mir genügte die Diagnose. Ich behandelte die damit verbundenen Herzrhythmusstörungen und den viel zu hohen Puls von 135 bis 138 Schlägen pro Minute mit einer Jaspisscheibe. Dadurch sank der Puls in kurzer Zeit auf Normalwerte und auch der Herzrhythmus normalisierte sich wieder. Zusätzlich machte ich die Wasserlinsenkur und eine Darmsanierung mit Bärwurz-Birnen-Honig. Ich spüre ganz deutlich, dass der Jaspis durch seine Schwingungstendenz meine in-

nere Unruhe besänftigt und dafür sorgt, dass sich mein Herz beruhigt.

Anmerkung: Viele Hildegard-Patienten berichten über die rasche und zuverlässige Wirkung, die der Jaspis bei Herzrhythmusstörungen und Herzbeschwerden hat. Und viele führen aus diesem Grund immer eine Jaspisscheibe mit sich.

12. Rheumaschmerzen

Nach einem Umzug, bei dem ich schwer hatte tragen müssen, konnte ich den linken Arm nicht mehr heben. Ich hatte furchtbare Schmerzen und musste den rechten Arm zur Hilfe nehmen, wenn ich den linken anheben wollte. Auch konnte ich vor lauter Schmerzen nicht mehr auf der linken Seite schlafen. Sofort wickelte ich mir eine große Jaspiskette zweimal um den Oberarm und eine andere Kette über den Ellenbogenbereich. Schon nach einem Tag ließen die Schmerzen deutlich nach, und nach weiteren zwei Tagen konnte ich meinen Arm wieder schmerzfrei bewegen.

13. Ischialgie

Eine Jaspisscheibe befreite mich innerhalb von zwei Stunden von unangenehmen Ischiasschmerzen, gegen die ich zuvor vergeblich alle möglichen Naturheilmittel eingesetzt hatte. Ich ließ die Scheibe drei Tage und drei Nächte auf dem Schmerzpunkt liegen und war trotz kühler Witterung auch weiterhin schmerzfrei.

14. Schmerzen nach einem Unfall

Ich war auf das Knie und auf das Handgelenk gefallen, hatte mir aber nichts gebrochen. Nach drei Stunden hatte ich wahnsinnige Schmerzen, und da ich keine Schmerzmittel vertrage, band ich mir je eine Jaspisscheibe auf Knie und Handgelenk. Und siehe da, beide Gelenke waren schon nach fünf Minuten schmerzfrei, allerdings nur in Ruhe. Bewegen,

Gehen und Greifen war noch nicht möglich. Nachts befestigte ich die Jaspisscheiben mit einem Verband über beiden Gelenken. Am anderen Morgen konnte ich schmerzfrei durch die Wohnung gehen und war froh, dass ich weder Krankenhaus noch Röntgenaufnahme und Gips gebraucht hatte, sondern mir selbst hatte helfen können.

15. Schlaflosigkeit

Ich leide schon jahrelang unter Schlaflosigkeit und bin morgens noch genauso müde wie ich mich abends hingelegt habe. Seit einiger Zeit lege ich abends beim Einschlafen eine Jaspisscheibe auf mein Herz. Nun kann ich wieder intensiv schlafen bis zum nächsten Morgen.

16. Schwerhörigkeit

Aufgrund einer Mumpserkrankung hatte ich schon in meiner Kindheit ein taubes Ohr, was sich in der Schulzeit als großer Nachteil erwies. Ich habe aber trotzdem angefangen, Geige zu spielen, was mir viel Kraft und Trost gegeben hat.

Mit sechzehn Jahren hörte ich zum ersten Mal von der Hildegard-Heilkunde und probierte die Jaspisolive aus. Ich trug sie mehrmals täglich mit Speichel angefeuchtet im tauben Ohr. Nach eineinhalb Jahren öffnete sich das Ohr und ich konnte wieder hören, besonders meine geliebte Geige.

17. Sinusitis

Der vierundvierzigjährige Patient war wegen Sinusitis schon dreimal an den Nebenhöhlen operiert worden, und zwar in verschiedenen Kliniken. Zuletzt hatte man ihm in einer so genannten Radikaloperation die komplette Nasenschleimhaut entfernt. Nun hatte der Patient noch viel mehr Schmerzen und zahlreiche Spülungen brachten keine Erleichterung. Alles tat weh. Schließlich ging er dazu über, eine mit Speichel befeuchtete Jaspisolive abwechselnd im linken und im rechten Nasenloch zu tragen. Nach einer Woche war er völlig schmerzfrei, und dieser Zustand hält nun schon fünf Jahre an.

12 Karneol

Mineralogie

Der blutrote Karneol und der braunrote Sarder sind Zwillinge aus der großen Familie der Chalcedone, die oft miteinander verwechselt werden. Hildegard verwechselt sie allerdings nicht. Vielmehr trennt sie diese beiden Steine klar voneinander und schreibt ihnen unterschiedliche Wirkungen zu. Der Karneol verdankt seine rote Farbe dem Eisenoxid, während die braunrote Farbe des Sarder vom Eisenhydroxid kommt. Beide Steine wurden im Vulkanfeuer geboren und dann explosionsartig an die Oberfläche geschleudert, wo die heiße Eisenkieselsäure in den Hohlräumen der Lava auskristallisierte. Wie Hildegard schreibt, wird der Karneol im Sand gefunden, weil er durch Verwitterung häufig aus seinem Ursprungsgestein herausgelöst wird und dann im Geröll der Flussablagerungen zu finden ist.

Der Name Karneol kommt aus dem Lateinischen, und zwar entweder von *cornus*, dem lateinischen Namen für die rote Kornelkirsche (in Amerika heißt er übrigens *cornelion*), oder von *caro*, dem lateinischen Wort für Fleisch oder Wildbret. In der Tat hat die blutrote Farbe des Karneols Ähnlichkeit mit dem Blutfarbstoff Hämoglobin, der seine rote Farbe ebenfalls dem Eisen verdankt. Bei den meisten heute im Handel befindlichen Karneolen handelt es sich allerdings um Achate aus Brasilien und Uruguay, die in Idar-Oberstein durch Brennen zu »Karneolen« gemacht werden. Da in der Edelsteinmedizin nur echte Karneole und keine gebrannten Achate verwendet werden, sollte man seine Edelsteinlieferanten sehr gut kennen.

Chemische Zusammensetzung und Härte

Karneol besteht aus Siliziumdioxid. Seine rote Farbe verdankt er dem Eisenoxid. Er hat die Härte 7 und seine trigonale kristalline Struktur ist nur unter dem Mikroskop sichtbar.

Lagerstätten und Fundorte

Karneolvorkommen gibt es in Indien, Australien, Japan, Brasilien, Uruguay sowie in Nord- und Südafrika. Sehr schöne rote Exemplare des echten Karneols werden in Indien gefunden, wo man die dunklen Karneole als männlich und die eher hellroten als weiblich bezeichnet.

Geschichtliche Überlieferung

Den Karneol in den klassischen Bibeltexten aufzuspüren, ist nicht ganz einfach, weil er in den unterschiedlichen Übersetzungen oft mit dem Sarder gleichgesetzt wird und einmal sogar mit dem Onyx (1 Mose 2:10). Dennoch gehört er sowohl zu den Steinen im Brustschild des Hohenpriesters, als auch zu den Grundsteinen der christlichen Kirche beziehungsweise des Neuen Jerusalem, die in der Offenbarung des Johannes erwähnt werden.

Im alten Ägypten erfreute sich der Karneol größter Beliebtheit. Da man ihm göttliche Kräfte zusprach, schmückten sich die Pharaonen mit blutroten Halsketten und Armbändern aus Karneol und ließen kostbaren Grabschmuck daraus anfertigen, denn von der Kraft des Karneol versprachen sie sich ein sorgenfreies Leben nach dem Tod.

Bei den Griechen war der Karneol das Symbol für die ewige Sonne, denn seine glühendrote Farbe erinnerte sie an die Farben des Sonnenuntergangs.

Im Mittelalter liebte man den Karneol nicht nur als wertvollen Schmuck, sondern auch als wirksamen Heilstein. Von seiner blutroten Farbe versprach man sich eine Sympathiewirkung bei Menstruationsblutungen, Zahnfleischbluten und allgemein zur Blutstillung. Im Jahre 1583 schreibt der Edelsteinkenner und Arzt Leonhard Thurmeisser: »Karneol stillt Blut, löscht Hitze und verstopft die Menstruation.«

In Zedlers Real-Enzyklopädie von 1738 werden Armbänder und Halsketten aus Karneol empfohlen, weil dieser Stein »der Zauberei widersteht, alle Furcht vertreibt und von den schwangeren Frauen auf den Bauch gebunden, die Frucht erhält und befördern soll«.

Marbod von Rennes schreibt, dass der Karneol den Zorn besiegt, schlechte Säfte im Blut reinigt und Blutungen zum Stillstand bringen hilft. Bei Hildegard wird dieser Stein gegen Nasenbluten eingesetzt, was sich in der Praxis bewährt hat.

Formen und Aussehen

In der Hildegard-Heilkunde werden Karneole als Schmeichelsteine, Trommelsteine sowie in Ketten und Armbändern verwendet.

Anwendung

Karneolwein bei Nasenbluten
Im Beisein des Patienten kocht man eine Tasse Wein auf und legt einen Karneol hinein. Dann lässt man den Wein etwas abkühlen und gibt ihn dem Patienten noch warm zum Trinken. Der Stein darf natürlich nicht mitgetrunken werden! Innerhalb von wenigen Minuten kommt das Nasenbluten zum Stillstand.

Anmerkung:
Blutungen sind meist ein Zeichen von hohem Blutandrang und verlangen nach einem Hildegardschen Aderlass. Darüber hinaus hilft eine Kompresse aus Dill, Schafgarbekraut und Schafgarbeblüten: Zwei Esslöffel einer Kräutermischung aus einem Teil frischem Dill und zwei Teilen frischen Blättern und Blüten der Schafgarbe werden als Kompresse auf der Stirn, beiden Schläfen und dem Brustbein befestigt. Im Winter kann man die Kräuter auch gepulvert verwenden, natürlich im gleichen Verhältnis. Nachdem man sie zuvor mit etwas Wein befeuchtet hat, bindet man sie in einem Mullsäckchen an den oben beschriebenen Stellen als Kompresse auf und lässt sie eine halbe Stunde liegen.

Patientenberichte

1. Nasenbluten
Seit meinem 35. Lebensjahr leide ich an starkem und häufigem Nasenbluten, welches durch die Osler'sche Krankheit verursacht wird. Niemand hatte mir helfen können – bis ich die Hildegard-Heilkunde kennen lernte. Jetzt bin ich schon 64 Jahre alt, und nach wie vor kann ich mein starkes Nasenbluten mit dem Karneolwein innerhalb von Minuten zum Stillstand bringen.

2. Nasenbluten
Im November litt meine Mutter plötzlich unter furchtbarem Nasenbluten, das der Hausarzt nur mit Mühe und Not durch Tamponaden zum Stillstand brachte. Als die Tamponade entfernt wurde, setzte die Blutung erneut so stark ein, dass meine Mutter ins Kreiskrankenhaus eingeliefert werden musste. Drei Wochen Krankenhausaufenthalt mit Bluttransfusionen und erneuten Tamponaden brachten keinen Erfolg. Sobald die Ärzte die Tamponade entfernten, setzten die Blu-

tungen wieder ein. Schließlich nahmen wir den Karneol mit ins Krankenhaus und baten die Schwester, meiner Mutter bei erneutem Nasenbluten Karneolwein zu reichen, was die Blutung auch tatsächlich zum Stillstand brachte. Als das Nasenbluten wieder einmal einsetzte, weigerte sich der HNO-Arzt, meiner Mutter Karneolwein zu geben. Statt dessen ließ er sie in die Uniklinik Freiburg einliefern, wo meine Mutter operiert werden sollte. In der Klinik wurde sie aber zunächst nur untersucht und beobachtet. Eine Ursache für die Blutung konnte nicht gefunden werden. Wieder brachten wir meiner Mutter Karneolwein mit ins Krankenhaus und legten auch noch Schafgarbe und Dillkräuter auf. Meine Mutter lag noch zwei Wochen in der Klinik, bis die Tamponade entfernt wurde. Das Nasenbluten hatte aufgehört und ist seitdem bis auf den heutigen Tag (sechs Monate später) nicht wieder aufgetreten.

13 Onyx

Mineralogie

Der schwarz-weiß gebänderte Onyx wird »aus der glühenden Sonnensubstanz« geboren. Seine mikrokristalline Struktur entsteht, wenn vulkanische Kieselsäure in den Hohlräumen und Klüften des Magma kristallisiert und sich dort in rundlichen Knollen ansetzt. Wenn sein Ursprungsgestein verwittert, wird der Onxy ausgeschwemmt und von den Flüssen weiter getragen, zum Beispiel bis ins Paradies, den Garten Eden, der irgendwo zwischen Euphrat und Tigris gelegen haben soll. »Und es ging von Eden ein Strom aus, den Garten zu bewässern, und teilte sich von da in vier Hauptflüsse. Der erste heißt Pischon, der das ganze Land Hawila umfließt und darin findet man Flussgold. Und das Gold des Landes ist kostbar. Auch findet man dort Balsamharz (Bernstein) und den Edelstein Onyx. Der zweite Strom heißt Gihon, der fließt um das ganze Land Kusch. Der dritte Strom heißt Tigris, der fließt östlich von Assyrien. Der vierte Strom ist der Euphrat.« (1. Mose 2.10–14) In anderen Bibelübersetzungen heißt dieser Edelstein Karneol oder Schoham.

Chemische Zusammensetzung und Härte

Wie alle Mitglieder der Chalcedonfamilie besteht auch der Onxy aus Siliziumdioxid. Seine schwarzgraue Farbe verdankt er Kohlenstoffeinlagerungen. Auf der Mohs'schen Härteskala erreicht er die Ritzhärte 7.

Lagerstätten und Fundorte

Onyx ist häufig zu finden, besonders in Indien, Brasilien, den USA, Mexiko und Madagaskar. Dennoch gibt es heute viele gefälschte Onyxe, die mit verkohltem Honig aus Achaten hergestellt wurden.

Geschichtliche Überlieferung

Im ersten Buch Mose, Kapitel 28 wird das Ornat beschrieben, das der Hohepriester auf Anordnung Gottes tragen soll. Dazu gehört unter anderem ein Priesterschurz, dessen Schulterteile mit zwei Onyxen geschmückt sind, in die man zuvor die Namen der zwölf Stämme Israels eingraviert hat – auf jeden Stein sechs. Der Brustschild des Hohenpriesters ist ebenfalls mit zwölf Edelsteinen geschmückt. Einer davon ist der Onyx.

Auch im Islam erfreut sich der Onyx großer Beliebtheit, denn der schwarze Stein in der Kaaba von Mekka, dem höchsten islamischen Heiligtum, ist ein Onyx. Das weltberühmte Taj Mahal in Agra ist innen und außen mit Edelsteinintarsien verziert. Der schwarze Onyx wurde vor allem für die Bänder aus arabischen Schriftzeichen verwendet, welche die Fassade und die Innenräume des Gebäudes zieren, und bildet einen scharfen Kontrast zu dem weißen Marmor, aus dem es erbaut ist.

Der Onyx war einer der wichtigsten Schmucksteine des Altertums. Die Griechen und Römer schliffen ihn zu Augenamuletten und setzten ihn gegen alle Augenkrankheiten und vor allem zur Abwehr des »bösen Blicks« ein. Polykrates, der ehemalige Seeräuber und Tyrann von Samos trug als Zeichen seines Wohlstandes und seines Glücks einen Onyx in dem Ring, der durch Schillers Ballade berühmt geworden ist.

Im Mittelalter schreibt Konrad von Megenberg in seinem *Buch der Natur*, dass man den Onyx gegen alle Augenkrankheiten verwenden kann, weil man mit dem Onyxamulett »ohne Schmerzen im Auge herumfahren kann, um die schlechten Säfte aus dem Auge zu ziehen«. In seiner Real-Enzyklopädie von 1738 berichtet Zedler, dass der Onyx Augengeschwüre zum Abheilen bringt.

Auch bei Hildegard wird der Onyx gegen Augenkrankheiten eingesetzt, und zwar besonders gegen solche, die durch Wettereinfluss und Umweltverschmutzung verursacht wurden. Aus Hildegards medizinischem Lehrbuch wissen wir, dass atmosphärische Störungen einen großen Einfluss auf die Entstehung von Krankheiten haben können. Sie können beispielsweise dazu führen, dass im Blut *noxi humores*, »schlechte Säfte«, entstehen, die dann Augenkrankheiten, Angina pectoris-Anfälle oder Magengeschwüre auslösen. Gegen diese Beschwerden hilft der Onyx.

Formen und Aussehen

In der Hildegard-Heilkunde werden Schmeichelsteine, Trommelsteine sowie Ketten, Ringe und Armbänder aus Onyx verwendet.

Anwendung

1. Augenleiden, vor allem bei blauen Augen, die für Umweltverschmutzung, Wärme, Kälte und Feuchtigkeit empfindlich sind; beginnender grauer Star, Hornhautgeschwüre

Ein Onyx wird in einen Stahlbecher gelegt, den man mit Biowein aufgefüllt hat. Dann deckt man das Ganze ab und stellt es 15 bis 30 Tage lang in den Kühlschrank. Anschließend nimmt man den Onyx heraus und benetzt die Augenlider eine Woche lang täglich mit dem Onyxwein. Diese Behandlung wird wiederholt, bis sich die Augen aufhellen und erholen.

2. Angina pectoris-Schmerzen, vor allem, wenn sie durch Wetterwechsel oder Kaltluftfronten ausgelöst werden; Herzmuskelkrämpfe, Brust- und Seitenschmerzen.
Hier hilf Onyxwein rasch und zuverlässig: Ein Onyx wird zunächst in der Hand erwärmt und dann in einem Teesieb über kochenden Wein gehängt, bis das Kondenswasser, das sich auf dem Stein niedergeschlagen hat, wieder in den Wein zurücktropft. Anschließend nimmt man den Wein vom Feuer und legt den Onyx hinein. Dann lässt man den Wein ein wenig abkühlen und trinkt ihn warm in kleinen Schluck, und zwar einmal täglich eine Woche lang. Nach kurzer Zeit verschwinden die Herzschmerzen vollständig.

3. Magenschmerzen, Gastritis, Magengeschwüre, besonders wenn diese Beschwerden in den Übergangszeiten Frühling und Herbst durch Wetterumschwung ausgelöst werden
Mit dem wie oben beschrieben gewonnenen Onyxwein wird eine Hühnerbouillon zubereitet, die man mit einem Ei verquirlt und mit Dinkelmehl abbindet. Diese Bouillon nimmt man einmal täglich vor der Hauptmahlzeit zu sich, bis die Schmerzen verschwinden.

4. Milzschwellungen, Milzschmerzen nach Rohkost oder nach Infektionskrankheiten
Lamm- oder Ziegenfleisch wird mit Onyxwein gebeizt und dann zur Zubereitung einer Suppe oder eines Eintopfs verwendet. Diese Suppe isst man täglich, bis die Schwellung zurückgegangen ist oder die Schmerzen verschwunden sind.

5. Magenfieber, Allergiefieber, Fieber allgemein
Ein Onyx wird fünf Tage lang in eine Tasse mit Weinessig ge-

legt. Diesen Onyxessig verwendet man dann solange zum Würzen aller Speisen, bis das Fieber verschwunden ist.

6. Traurigkeit, Depression, reaktive Traurigkeit wegen Krankheit, Schmerz oder Kummer
Bei Bedarf trägt man eine Onyxkette oder einen Onyxanhänger und schaut den Stein oft an oder nimmt ihn kurzzeitig in den Mund. Das wiederholt man so oft, bis sich die Stimmung wieder aufhellt. Der vornehme Onyx strahlt Eleganz und Schönheit aus. Wer aber traurig ist, weil er Schweres erlitten hat, soll nicht auch noch einen schwarzen Onyx tragen.

Patientenbericht

Angina-Pectoris-Schmerzen im Winter, Herzschwäche, Depressionen
Besonders im Winter und bei Neuschnee leide ich unter Herzschmerzen, die bis in den linken Arm ausstrahlen und mir viel Kummer machen. Dagegen haben mir der Onyxwein und die daraus bereitete schmackhafte Hühnersuppe bisher immer geholfen. Zusätzlich trage ich an diesen Tagen eine sehr schöne Onyxkette, die mir meine Traurigkeit nimmt. Die schwarze Kette passt sehr gut zu meiner weißen Haut und neutralisiert meine negativen Gedanken und die Angst davor, dass mich meine Herz im Stich lässt.

14 Prasem

Mineralogie

Der Name Prasem kommt vom griechischen *prason* und bedeutet »der Lauchgrüne«. Aufgrund der grünen Farbe nennt man diesen Stein auch Smaragdquarz oder Afrikanische Jade. Der Prasem verdankt seine Farbe der Einlagerung von erheblichen Mengen Eisen und Magnesium aus dem so genannten Strahlstein oder Aktinolith, einem Quarzmineral aus Kalzium, Magnesium und Eisen. Der Name Aktinolith kommt aus dem Griechischen, wo *aktis* »Strahl« und *lithos* »Stein« bedeutet. Hildegard beschreibt in ihrer visionären Sprache, wie der Prasem durch den Brand des Sonnenfeuers in Gegenwart von Wasser und Luft entstanden ist, und vergleicht die Kraft des Prasem mit der »Grünkraft des Taus«, die alle Früchte und Kräuter reifen und wachsen lässt.

Interessanterweise entsteht der Prasem wie alle Quarze zunächst durch Kristallisation von Kieselsäure in abkühlendem vulkanischem Gestein, doch seine endgültige Gestalt bekommt er erst durch eine Umkristallisation, in deren Verlauf er große Anteile des Strahlsteins mit einschließt. Derartige Prozesse werden in der Mineralogie als »Metamorphosen« bezeichnet und benötigen hydrothermale Bedingungen mit viel Druck und hohen Temperaturen, also das, was Hildegard als »Brand des Sonnenfeuers in Gegenwart von Wasser und Luft« beschreibt. Diese Hinweise wurden durch die Mineralogie im letzten Jahrhundert bestätigt.

Chemische Zusammensetzung und Härte

Der Prasem gehört zur Familie der Chalcedone und besteht aus Siliziumoxid. Seine Farbe verdankt er erheblichen Mengen von Eisen und Magnesium. Er hat die Ritzhärte 6,5.

Lagerstätten und Fundorte

Die bekanntesten Prasem-Lager befinden sich in Südafrika, den USA, Australien, Deutschland, Finnland und Schottland.

Geschichtliche Überlieferung

In Griechenland galt der Prasem als Schutz- und Heilstein des Apoll. Daher verwendete man zur Ausschmückung der Apollotempel ausschließlich den grünen Prasem.

Die Römer schnitzten aus dem lauchgrünen Stein Gemmen, die Fruchtbarkeit schenken sollten, und auch Hildegard sah im Prasem ein Symbol für die Lebens- und Heilkraft der Viriditas.

Formen und Aussehen

In der Hildegard-Heilkunde werden Trommelsteine, Scheiben, aber auch Ketten aus Prasem verwendet.

Anwendung

1. Allergische Fieberzustände, Virusfieber bei Masern, Röteln und Scharlach, Fieber nach Sonnenbrand oder bei extremer Hautrötung

Ein Prasem oder eine Prasemkette wird in einen Roggenteig geknetet und mit einer Kompresse drei Tage lang über dem Bauchnabel festgebunden. Manchmal gibt es an dieser Stelle eine Hautrötung, nicht als Folge einer Allergie, sondern als Zeichen einer gewollten Verbesserung der Durchblutung. Die Hautausschläge verschwinden durch diese Kompresse, so weit sie auch von der behandelten Stelle entfernt sind.

2. Schmerzen nach Unfall oder Schlag, Bluterguss, Verletzungen, Verbrennungen, Venenthrombose

Aus frischem Salbei- und Rainfarnkraut stellt man mit Schweinefett eine Salbe her und drückt einen Prasem hinein. Diese Salbe erwärmt man in der Sonne oder auf einer Heizplatte und bringt sie warm auf die schmerzende Stelle auf. Diese Behandlung wird mehrmals wiederholt, bis der Schmerz verschwunden ist. Für den gleichen Zweck ist auch ein Amethyst hilfreich (siehe dort). Bei Venethrombose kann man zusätzlich eine mit Brennnesselsaft befeuchtete Hanfkompresse aufbinden.

3. Neigung zu Allergien

Es hat sich allgemein bewährt, bei Allergieneigung eine Halskette aus Prasemperlen zu tragen.

Patientenberichte

1. Neurodermitis

Ein junger Mann hatte immer ein Halstuch getragen, um das Ekzem an seinem Hals zu verdecken. Als er die Kompresse aus Prasem und Roggenteig wie oben beschrieben anwandte, wurde sein Bauchnabel ganz rot und das Ekzem am Hals verschwand für immer. Drei Tage später war auch die Rötung am Bauchnabel nicht mehr zu sehen.

2. *Heuschnupfen und Nahrungsmittelallergien*
Ich leide unter Heuschnupfen und reagiere auf viele Nahrungsmittel allergisch, besonders auf Weizen. Durch eine Hildegardische Darmsanierung mit Bärwurz-Birnen-Honig, Mutaflor und Acidophilus, Dinkelkost und Hirschzungenelixier konnten die Allergien und der Heuschnupfen soweit normalisiert werden, dass ich nicht mehr unter den Allergie auslösenden Faktoren leide. Zusätzlich trage ich eine Kette aus Prasem, die mir in der Heuschnupfenzeit immer sehr geholfen hat.

15 Rubin

Mineralogie

Der karminrote Rubin und der himmelblaue Saphir sind Zwillinge aus der bunten Edelsteinfamilie der Korunde, deren rote Vertreter als Rubine bezeichnet werden, während man alle anderen Saphire nennt.

Im Mittelalter wurden alle roten Edelsteine als »Carbunculus«, Karfunkelstein, bezeichnet. Dazu gehörten Rubine und Granate genauso wie Turmaline und Spinelle. Doch was hat Hildegard als Carbunculus beschrieben?

»Der Carbunculus ist außerordentlich selten und wächst unter den Bedingungen der sehr seltenen Mondfinsternis (eclipsis lunae), dann sendet die Sonne ihre Kräfte ins Firmament und erhellt den Mond mit ihrer Glut und regt ihn mit ihrem Feuer an und bringt ihn wieder zum feurigen Leben … er hat seinen Glanz vom Sonnenfeuer … bis dass ihn die Sonnenhitze auswirft. Er ist so selten wie eine Mondfinsternis und seine Kraft soll mit großer Vorsicht und Sorgfalt benutzt werden.«

Es besteht kein Zweifel, dass Hildegard mit Carbunculus den seltenen taubenblutfarbenen und höchst heilkräftigen Rubin und nicht etwa den Granat gemeint hat. Die Bezeichnung »Granat« beruht nach Hans Lüchen (*Die Namen der Steine*, 1979) auf einem Übersetzungsfehler. Bereits im 9. Jahrhundert beschreibt Hrabanus Maurus, wie später auch Hildegard, dass der Karfunkel eine Tiefenwirkung hat und in der Lage ist, die Finsternis und das Wissen zu erhellen. Wenn Ärzte von einem Karbunkel sprechen, meinen sie ebenfalls einen blau-roten tiefgreifenden Abszess. Der Carbunculus des Mittelalters ist eindeutig ein Rubin, weil »der Karbunkel und Rubin derselbe zweinamige Stein sei« (Brun von Schonebeck, *Das Hohe Lied*). Der Name Rubin kommt von *ruber,* dem lateinischen Wort für »rot«.

Manchmal strahlen die Rubine wie Sterne, weil sie von strahlenförmigen Hohlräumen durchzogen sind. Das Phänomen wird als Asterismus bezeichnet, und die Steine, bei denen es zu beobachten ist, nennt man Sternrubine.

Weil Rubine sehr selten sind, werden sie heute meist nach dem so genannten »Verneuil Verfahren« von 1904 aus Aluminiumoxid und Chromoxid in der Hochtemperaturschmelze hergestellt. Diese synthetischen Steine haben keine Naturkräfte und können in der Heilkunde nicht verwendet werden. Die Rubine und Saphire gehören zur rhomboedrischen Kristallklasse.

Chemische Zusammensetzung und Härte

Wie der Saphir besteht auch der Rubin aus Tonerde, chemisch Aluminiumoxid, das von Natur aus farblos ist. Die Rubine verdanken ihre rote Farbe ganz winzigen Spuren von Chromoxid, das als feiner Metallnebel im Kristallgitter verteilt ist.

Chrom kommt nur in großen Erdtiefen vor, und auch noch sehr selten. Entsprechend selten geschieht es, dass Chrom in die Höhe steigt, sich mit Aluminiumoxid vereinigt und ein Rubin entsteht. Daher sind gute Rubine wertvoller und teurer als Diamanten von gleicher Größe. Besonders geschätzt sind die satten karminroten Steine, die sich aufgrund ihrer rubinroten Farbe deutlich von den funkelroten Granaten unterscheiden. Auf der Mohs'schen Härteskala erreicht der Rubin die Ritzhärte 9.

Rubine und Granate unterscheiden sich in ihren chemischen und physikalischen Eigenschaften sehr deutlich voneinander. Während der Rubin aus Aluminiumoxid besteht und mit der Ritzhärte 9 zu den allerhärtesten Edelsteinen gehört, besteht der Granat aus Siliziumoxid und bringt es gerade mal auf Ritzhärte 7.

Lagerstätten und Fundorte

Die wichtigsten Rubin-Lagerstätten befinden sich im schwer zugänglichen Hochtal von Mogok in Burma. Hier findet man die schönsten und wertvollsten Rubine, deren Farbe karminrot wie Taubenblut ist. Aus Sri Lanka kommen Rubine von herrlicher hellroter Farbe und schönster Brillanz. Weitere Vorkommen lagern in Indien, Brasilien, den USA, Norwegen und Kenia.

Geschichtliche Überlieferung

Der Rubin gehört zu den zwölf Steinen im Brustschild des Hohenpriesters, dessen Herstellung Gott selbst anordnete. (2. Mose 28.17–21)

Seit Menschengedenken symbolisiert er die Kraft der Liebe und des Lebens. »Einer ist rot (*rubinus*) wie das reinste Blut und heißt Rubinus. Dieser ist der beste von allen«, schreibt bereits Aristoteles. Die alten Griechen gaben dem Rubin das Prädikat »Blutstropfen aus dem Herzen der Mutter Erde« und »König der Edelsteine, der Sonne geweiht«. Ganz allgemein soll der Rubin Mut, Tapferkeit, Unbesiegbarkeit und göttliche Macht verleihen.

Aufgrund seiner faszinierenden Heilkräfte hat der Rubin eine große Bedeutung in der Edelsteinheilkunde. Als Kette am Hals getragen verbessert er die Blutqualität, fördert die Blutbildung im Knochenmark und reguliert den Blutdruck. Es wird berichtet, dass Rubine im Klimakterium besonders hilfreich für die natürliche Hormonregulation sind. Das gleiche gilt bei Menstruationsbeschwerden und Bluthochdruck. Rubine sollen auch bei Erschöpfung und Schlafsucht helfen. Die Stimulation des Immunsystems durch Rubine wird bereits bei Hildegard von Bingen beschrieben.

Der Rubin wirkt auch konservierend gegen Mottenfraß und Zerfall, wenn man ihn zwischen die Wäsche oder in den Kleiderschrank legt.

Formen und Aussehen

In der Hildegard-Heilkunde werden Rohrubine als Scheiben, Ringe oder Einzelkristalle ebenso verwendet wie Rubinketten, die man allerdings nicht immer tragen sollte.

Anwendung

1. Infektionskrankheiten, Seuchen, epidemieartige Massenerkrankungen, Virusgrippe mit Fieber und Schüttelfrost, Immunschwäche

Bei den ersten Anzeichen dieser Krankheiten legt man um Mitternacht einen Rubin oder eine Rubinkette auf den Bauchnabel des Patienten. Sobald ein Wärmegefühl auftritt, wird der Stein wieder entfernt, weil die Rubinkraft den Körper mehr als alle anderen Heilmittel durchdringt und mit allen Infektionskrankheiten aufräumt.

2. Kopfschmerzen, Grippekopfweh und Migräne

Ein Rubin oder eine Rubinkette wird auf den Scheitelpunkt des Kopfes gelegt, bis der Schmerz verschwunden oder eine Erwärmung zu spüren ist. Auch hier wird davor gewarnt, den Rubin zu lange liegen zu lassen, weil er den Kopf schneller und stärker durchdringt als irgendeine Salbe.

In der Tat wissen wir aus der Rubinlaser-Technik, dass der Rubinlaserstrahl behutsam angewendet werden muss, weil er alles durchdringen und verletzen kann. Hier handelt es sich allerdings um ein künstlich hergestelltes Lichtspektrum, das den Rubin zu noch intensiverer Strahlung anregt. (Daher auch der Name LASER von *Light Amplification by Stimulated Emission* = Lichtverstärkung durch stimulierte Aussendung von Strahlen.)

3. Wetterfühligkeit, durch Kaltwetterfronten ausgelöste Kopf- oder Herzschmerzen, negative Einflüsse aus der Atmosphäre, aber auch negative Strahlungen aus der Umgebung, etwa von Handys, Mikrowellengeräten, Computern u. ä.
Tragen Sie gegen diese Einflüsse eine Kette oder ein Armband aus Rubinen oder einen Rohstein. Achten Sie jedoch darauf, den Rubin zu entfernen, sobald es Ihnen wieder besser geht. Eine Dauertherapie mit Rubinen ist nicht zu empfehlen!

Patientenberichte

1. Migräneschub
Am dritten Tag nach Fastenbeginn bekam ich wahnsinnige Kopfschmerzen mit Übelkeit und war gezwungen, den ganzen Tag im abgedunkelten Zimmer zu verbringen. Ich hüllte meinen Kopf mit einer Dachsmütze ein und drückte zusätzlich den Rubin auf meinen Scheitel. Es dauerte nicht lange, bis die Kopfschmerzen nachließen. Nach einem halben Tag waren sie verschwunden und kamen in der ganzen Fastenwoche nicht mehr zurück.

2. Migräneartige Kopfschmerzen mit Erbrechen
Seit meiner Kindheit, also nun schon seit mehr als zwanzig Jahren, leide ich unter schweren Migräneschüben mit Erbre-

chen. In dieser Zeit bin ich zu nichts zu gebrauchen und kann nur im abgedunkelten Zimmer liegen. Jetzt helfe ich mir mit einer schönen Rubinkette, die ich mir auf Stirn und Hinterkopf lege, wenn sich ein Migräneanfall ankündigt. Es dauert dann gar nicht lange, bis die Stelle, wo der Rubin liegt, angenehm warm wird und der Kopfschmerz verschwindet. Zusätzlich helfen mir die Bärwurz-Birnen-Honig-Kur, Mutaflor und Acidophilus die schlechten Säfte zu beseitigen, die meine Migräne auslösen. Ich habe das Gefühl, dass mir der Rubin die Kraft gibt, die ich brauche, um meine körperliche Schwäche zu überwinden.

16 Saphir

Mineralogie

Der Saphir gehört wie der Rubin zur Familie der Korunde und kann in allen Regenbogenfarben leuchten, beispielsweise violett, rosa, grün oder mehrfarbig wie der *fancy saphire*, gelb wie der Goldsaphir, rosaorange wie der berühmte Padparadscha (auch Padmaradscha = Lotoskönig) oder weiß und farblos wie der Leukosaphir. Die schönsten Steine sind »kaschmirblau«, sanft und einladend und kommen aus Burma. Am meisten bewundert werden die kornblumenblauen Saphire aus Ceylon, aber auch die himmelblauen aus Thailand, deren Farbe ins Kobaltblaue übergeht. Auch beim Saphir gibt es das Phänomen des Asterismus: Ein geheimnisvoller Stern leuchtet über dem Saphir. Dieser Effekt wird von parallel verlaufenden Hohlkanälen im Stein verursacht. Man schätzt diese Sternsaphire, weil ihre Heilkräfte vielseitiger und stärker sind als normaler Saphire.

Ursprünglich wird der Saphir aus dem Vulkanfeuer geboren und kristallisiert im glühenden Magma aus. Weil er aber durch hydrothermale Prozesse umkristallisiert wird, findet er sich heute vorwiegend im Sedimentgestein der Flüsse. Hildegard schreibt, dass sich der Saphir unter dem Einfluss von brennender Sonnenglut und anschließender Metamorphose von mehr luftiger als wässriger Art bildet. In der modernen Mineralogie heißt das: in hydrothermalen Prozesse unter starkem Druck und bei hoher Temperatur.

Chemische Zusammensetzung und Härte

Wie der Rubin besteht auch der Saphir aus Tonerde, chemisch Aluminiumoxid, das von Natur aus farblos ist. Die wertvollsten Saphire sind kornblumenblau und verdanken ihre Farbe winzigen Mengen von Eisen und Titan, die sich als feinster Metallstaub in die Atomgitter der Saphire setzen. Spuren von Vanadium färben einen Saphir violett wie einen Amethyst und verleihen ihm ausdrucksvolle Leuchtkraft und Brillanz. Auf der Mohs'schen Härteskala erreicht der Saphir die Ritzhärte 9.

Lagerstätten und Fundorte

Die wichtigsten Saphir-Lager befinden sich in Burma, Sri Lanka, Thailand, Indien, USA (Montana), Australien und Brasilien, wo die Saphire meist in Flussbetten gefunden werden.

Geschichtliche Überlieferung

Niemand weiß genau, woher der Name Saphir stammt. Vielleicht ist er von der Insel Saphirine im Arabischen Meer abgeleitet.

»Der Saphir ist der heiterste aller Edelsteine von der Farbe des Himmels. Er macht den Geist frei und beglückt das betrübte Herz«, schrieb Albertus Magnus um 1260, also rund hundert Jahre nach Hildegards *Physika*, in seinem Mineralienbuch *De Mineralibus*.

Der Saphir gehört zu den zwölf Steinen im Brustschild des Hohenpriesters und ist nach der Offenbarung des Johannes der zweite Grundstein des Neuen Jerusalem beziehungsweise der christlichen Kirche. In der Antike trug man ihn als

Zeichen einer friedlichen Gesinnung und als Stein der Weisheit, der Treue, der Klugheit und der Vernunft. Bemerkenswerterweise wird er auch in Asien von Buddhisten, Taoisten und Hindus als Stein der Treue, der Tugend und der himmlischen Kräfte verehrt. Seit Jahrhunderten wurde der Saphir sowohl im Orient als auch Okzident von Kaisern und Königen als Heil- und Schutzstein geschätzt. Nur der Papst war würdig genug, einen Saphirring zu tragen, weil das himmlische Blau der Saphire die Anwesenheit Gottes und der göttlichen Kräfte repräsentierte. Saphire verleihen ihrem Träger die Fähigkeit, negative Charaktereigenschaften in positive Kräfte umzuwandeln.

»Der Saphir gibt dem Beherzten Mut, dem Zornigen Ruhe, dem Unsteten Frieden.« (*Der zufriedene Jubilierer*, Frankfurt 1773) Und Wilhelm E. Neuheuser fügt hinzu: »Der blaue Saphir führt sicher durch die Wirren und Ängste des Lebens. Er bewirkt Gesundheit, Klarheit des Geistes und innere Harmonie.«

Auch Marbod von Rennes ist der Ansicht, dass der Saphir den strahlend blauen Himmel symbolisiert und dass er in seinen Heilkräften keinem anderen Stein nachsteht. Aufgrund diese Kräfte genießt er ein enormes Ansehen und wird als »Herr aller Edelsteine« bezeichnet. In der Tat vitalisiert er den Körper und hält alle Organe gesund. Wer ihn trägt, wird niemals Opfer eines Betrugs. Der Saphir beherrscht den Neid, und sein Träger wird niemals von Angst überwältigt. Er öffnet die selbst gewählten Gefängnisse (unsere Süchte und Gewohnheiten) und befreit uns von unseren eigenen Ketten. Er verstärkt unsere Gebete zu Gott, erhöht unsere Aufmerksamkeit beim Beten und gibt uns inneren Frieden. Er besänftigt das innere Brennen und kühlt es ab. Mit Milch befeuchtet heilt der Saphir schlecht heilende Wunden (Ulcerationen), er reinigt trübe Augen, lindert Kopfschmerzen und behebt Schwierigkeiten beim Sprechen. Doch wer ihn trägt, muss anständig und stark sein.

Auch bei Hildegard ist der Saphir der Stein der göttlichen Weisheit und Klugheit, weil seine Kräfte dem Menschen zu Genialität und klarem Verstand verhelfen.

Wie kein anderer Stein kann der Saphir Körper, Seele und Geist harmonisieren und seinem Träger helfen, ein außerordentlich vitales, gesundes und aufrichtiges Leben zu führen. Saphire sollen außerdem die Verdauung aktivieren und die Mikroflora und damit die Abwehrkräfte stärken.

Formen und Aussehen

In der Hildegard-Heilkunde werden Saphire als Rohsteine, Trommelsteine und Scheiben sowie in Ketten, Armbändern und Ringen verwendet.

Anwendung

1. Hornhauttrübungen, Herpes zoster mit Geschwürbildung auf der Hornhaut; Flügelfell, das über das Auge wächst und zu Blindheit führen kann; Bindehautentzündung mit Augenrötung und Schmerzen
Ein Saphir wird in den Mund genommen und mit Speichel befeuchtet. Anschließend befeuchtet man das ganze Auge mit dem Saphirspeichel: Augenlider, Augapfel, Bindehaut, Hornhaut, damit der Saphir die Augen auch inwendig berühren kann.

2. Schmerzhafte Rheuma- und Gichtschübe und dadurch ausgelöste Wut und Ungeduld
Man behält einen Saphir solange im Mund, bis die Schmerzschübe nachlassen. Manchmal ist nach fünf Minuten alles vorbei, manchmal aber auch erst nach einer knappe Stunde. Das ist abhängig von der Intensität des Anfalls.

3. Kopfschmerzen, ausgelöst durch Arteriosklerose, mit Wutausbrüchen und Zornattacken
Bei Bedarf nimmt man einen in reines Gold gefassten Saphir oder einen Rohsaphir in den Mund und behält ihn so lange darin, bis die Attacke nachlässt. Goldlegierungen sind nicht geeignet, weil es damit zu den durch die Spannungsreihe ausgelösten Kriechströmen kommen kann, welche die Wirkung des Saphirs aufheben.

4. Starke Nerven, hohe Konzentrationsfähigkeit, scharfer Verstand, tiefe Erkenntnisfähigkeit, Genialität
Diese Tugenden sind unmittelbare Gaben des Geistes Gottes und treten immer in Gemeinschaft mit dem Respekt vor Gott und der reinen Absicht auf. Natürlich kann man auch »ohne Gott« zu Erkenntnissen gelangen, die dann eben ein Produkt der menschlichen Intelligenz sind, aber diese Erkenntnisse sind häufig der Mode unterworfen und können auch in die Irre führen, besonders wenn sie nur vom Gedanken ans Geldverdienen oder an den eigenen Ruhm motiviert sind. Hier hilft der Saphir nicht! In allen anderen Fällen gehen Sie wie folgt vor:

Nehmen Sie morgens früh nach dem Aufstehen noch nüchtern einen Saphir in den Mund und beten oder meditieren Sie damit.

Anschließend legen Sie den Saphir in ein Sieb, bringen eine Tasse Wein zum Kochen und hängen das Sieb mit dem Saphir darüber, so dass sich der Dampf als Kondensat daran niederschlagen kann. Dann lecken Sie den feuchten Saphir ab und trinken den Wein.

Hildegard schreibt, dass man auf diese Weise nicht nur einen klaren Verstand und optimale Intelligenz erlangt, sondern gleichzeitig die Qualität seines Magens und seiner Verdauung verbessern kann. Bei Hildegard gibt es eine untrennbare Verbindung zwischen Magen und Ingenium.

5. Steigerung der Intelligenz bei geistig behinderten oder mongoloiden Kindern
Ein Saphir wird mehrmals täglich nüchtern in den Mund genommen. Bei Behinderten empfiehlt es sich, den Saphir in einen Esslöffel einzulassen. Dann muss er beim Essen automatisch abgeleckt werden.

6. Angst vor schlechten Einflüssen, vor »falschen Freunden«, falschen Ratgebern, Propaganda, Manipulation, Werbung und atmosphärischen Störungen
Kneten Sie einen Saphir in Bienenwachs ein und legen Sie den Wachsklumpen in einen Lederbeutel, den Sie ständig an einem Band um den Hals tragen. Dazu sprechen Sie folgendes Gebet: »Du schädlicher Geist, weiche von mir, so wie bei deinem ersten Sturz aus dem Himmel der Glanz sofort von dir abfiel.«

»O tu, turissime spiritus, ab hoc hominus festinanter recede, sicut in primo casu tuo gloria splendoris tui a te citissime cecidit.«

7. Liebeswahn, Seitensprünge, Ehebruch
Ein Ehebruch ist meist der Anfang vom Ende einer Ehe und bedeutet für beide Beteiligten einen gewaltigen Energieverlust. Der Ehebrecher verliert seine Glaubwürdigkeit und der betrogene Partner bekommt das Gefühl, austauschbar zu sein. Hier hilft der Saphirwein als Erinnerungshilfe.

Geben Sie Ihrem Ehemann oder Ihrer Ehefrau eine kleine Flasche Saphirwein, den Sie vorher wie unten angegeben präpariert haben, und bitten Sie ihn oder sie, diesen Wein vor oder nach dem Essen, auf Geschäftsreisen oder vor einem Abenteuer zu trinken.

Gießen Sie dreimal Wein über einen Saphir und sprechen Sie dabei folgendes Gebet: »Ich gieße diesen Wein mit seinen brennenden Kräften über dich, und so wie Gott dir, du überheblicher Engel, deinen Glanz genommen hat, so nimm du auch die brennende Leidenschaft dieses Mannes / dieser Frau.«

Patientenberichte

1. Bindehautentzündung
Nach einer Erkältung bekam ich eine sehr schmerzhafte Bindehautentzündung am rechten Auge. Ich nahm einen Saphir, befeuchtete ihn mit Speichel und strich mehrmals täglich mit dem feuchten Stein über meine Augenlider. Schon nach wenigen Stunden hatte ich keine Schmerzen mehr, und nach drei Tagen war die Bindehautentzündung abgeheilt.

2. Schmerzhafte Rheumaschübe
Immer wieder bekomme ich einen furchtbar schmerzhaften Rheumaschub, der mich am ganzen Körper zittern lässt. Die Schmerzen halten fast den ganzen Tag an, und ich bin dann so erledigt, dass ich meine Arbeit nicht mehr schaffe. Als ich eines Tages wieder eine solche Attacke hatte, nahm ich sofort den Saphir in den Mund und ließ ihn mehrere Stunden liegen. Diesmal waren die Schmerzen viel geringer und nach einem halben Tag war der Schmerzschub vorüber. Nun trage ich ständig einen Saphiranhänger, damit ich den Stein immer zur Hand habe, wenn ein Schmerzschub droht.

17 Sarder

Mineralogie

Der Sarder ist der rotbraune Zwillingsbruder des roten Karneols. Beide gehören zur Familie der Chalcedone und wurden oft miteinander verwechselt, jedoch nicht von Hildegard, die jedem von ihnen unterschiedliche Heilkräfte zuschrieb und ein eigenes Kapitel widmete. Wie Hildegard schreibt, entsteht der Sarder »nachmittags in der Jahresfolge«, also im Herbst, »durch einen Schwall von Regengüssen, wenn sich die Blätter der Laubbäume braun verfärben«. Also wächst er, »wenn die Sonnenglut noch richtig warm ist und die Luft schon kalt … darum ist er rein nur aus Luft und Wasser zusammengesetzt.«

Der Name Sarder kommt entweder von dem persischen Wort *serd* für »rotbraun« oder von der türkischen Stadt Sardes, in der Sarder gefunden und vertrieben worden sein soll. Seine trigonale Struktur ist nur unter dem Mikroskop erkennbar.

Chemische Zusammensetzung und Härte

Der Sarder besteht wie alle Chalcedone aus Siliziumdioxid. Seine rotbraune Farbe, die an herbstliche Laubwälder erinnert, verdankt er dem dunkelrotbraunen Eisenhydroxid. Auf der Mohs'schen Härteskala erreicht der Sarder die Ritzhärte von 7.

Lagerstätten und Fundorte

Die wichtigsten Fundorte des Sarders liegen heute in Indien, Australien, Brasilien, Südwestafrika, den USA, China sowie in Idar-Oberstein unweit von Bingen.

Geschichtliche Überlieferung

Die Bibel nennt den Sarder als ersten der zwölf Steine im Brustschild des Hohenpriesters und als sechsten Grundstein des Neuen Jerusalem beziehungsweise der christlichen Kirche. In der Antike wurde der Sarder als Kult- und Heilstein verwendet, weil man glaubte, dass seine Kräfte Feuer, Leidenschaft und Kreativität inspirieren. Sarderketten sollen die Nerven stärken und werden bei Nervenschwäche, Reizbarkeit, Erschöpfung, Schlaflosigkeit und Konzentrationsmangel eingesetzt.

Marbod von Rennes schreibt, dass der Sarder aus der Gegend von Sardes in Kleinasien kommt und daher auch seinen Namen hat. Er ist der nützlichste aller Edelsteine. Er hilft über alle Lebensschwierigkeiten hinweg und beseitigt Blockaden.

Formen und Aussehen

In der Hildegard-Heilkunde wird der Sarder als Rohstein, Trommelstein, Anhänger sowie in Form von Ketten und Armbändern auf der Haut getragen.

Anwendung

1. Zum Schutz vor Infektionskrankheiten sowie bei Virusgrippe, Grippekopfschmerzen, plötzlich hereinbrechenden, epidemieartigen Infektionskrankheiten mit Fieberschüben und Schüttelfrost, Gehörverlust nach Scharlach, Gürtelrose und Hirnhautentzündung

Selbstverständlich ist die Behandlung von Infektionskrankheiten Sache eines Arztes, der in lebensbedrohlichen Fällen auch Antibiotika einsetzt. Dennoch hat die Hildegard-Heilkunde großartige Möglichkeiten, die mit diesen Infektionskrankheiten verbundenen Beschwerden zu behandeln: zum Beispiel Virusfieber mit Galgant-Himbeerwasser oder bakterielles Fieber mit Meisterwurzwein. Diese Maßnahmen sind selbstverständlich nicht dazu da, die ersten Fieberschübe zu unterdrücken, die das Abwehrsystem erzeugt, um die Erreger zu »verbrennen«, sondern sollten erst eingesetzt werden, wenn das Fieber zu lange anhält und den Körper zu sehr schwächt. Auf jeden Fall sollte von Anfang an eine Sarderkette oder ein Sarder-Anhänger getragen werden, um die schweren Begleiterscheinungen der Infektion zu lindern. Im akuten Stadium wird ein Sarder mit einer Binde, einem Tuch oder einem Lederband über den Scheitel gebunden, bis die Beschwerden nachlassen. Dazu wird folgendes Gebet gesprochen:

»So wie Gott den ersten Engel aus dem Himmel in den Abgrund stürzte, so befreie Er dich, (Name des Patienten), von diesem Wahnsinn und gebe dir den Verstand wieder zurück. Und du wirst geheilt.«

2. Verlust des Gehörs

Bei Gehörverlust taucht man eine Sarderolive in Wein, wickelt sie in Watte und steckt sie mehrmals täglich eine Viertelstunde lang in das taube Ohr, bis das Gehör wieder erlangt ist.

3. Zusätzlich zur klassischen, kunstgerechten Geburtshilfe, wenn eine Schwangere vor Schmerzen nicht entbinden kann
Während man die Nierengegend der Schwangeren mit dem Sarder bestreicht, spricht man folgendes Gebet: »So wie du, oh Sarder, auf Gottes Befehl am ersten Engel gestrahlt hast, so tritt du, oh Kind, als strahlender Mensch hervor und vertraue auf Gott.«

Danach hält man den Stein an den Damm, also dorthin, wo der Kopf des Kindes austreten wird, und spricht: »Öffnet euch, Wege und Pforte, kraft jener Erscheinung, durch welche Christus als Gott und Mensch erschien und die Riegel der Hölle öffnete, damit auch du, Kind, durch diese Pforte trittst, ohne deinen und deiner Mutter Tod zu verursachen.«

Heilige Worte sind heilende Kräfte, die in psychische Bereiche vordringen, in denen Medikamente nicht mehr helfen!

Schließlich wird der Sarder an einem Gürtel befestigt und um den Bauch der Schwangeren gelegt. So wird das Kind gesund geboren.

Patientenberichte

1. Gürtelrose
Ich hatte eine sehr schmerzhafte Gürtelrose, die in einem dünnen roten Streifen um meine Taille herum sichtbar wurde. Der Hautarzt hatte mir das Antivirusmittel Azyclovir verordnet. Doch als ich las, welche Nebenwirkungen dieses Medikament hat, wurde mir ganz schlecht und ich brachte die Packung gleich wieder in die Apotheke zurück. Statt dessen ließ ich einen Hildegardschen Aderlass machen, nahm den Wasserlinsen-Trank ein und trug einen Sarder-Anhänger. Auf die roten Hautausschläge legte ich eine Kompresse aus Galgantpulver, das ich zuvor mit Wasser zu einer Paste angerührt hatte. Diese Kompresse erneuerte ich mehrmals täg-

lich. Schon nach einer Woche ließen die beißenden Schmerzen nach und einen Monat später waren auch die letzten Hautrötungen so gut wie verschwunden. Die Gürtelrose ist seitdem nie wieder aufgetreten. Mein Hausarzt war sehr erstaunt und meinte, eine Gürtelrose müsse meist drei bis sechs Monate lang behandelt werden.

2. Durch Stress ausgelöste Erkältungen
Stress und Prüfungsangst wurden bei mir immer wieder zum Auslöser für leichte Erkältungen. Ich konnte mich gar nicht mehr erinnern, wann ich im Herbst und im Winter mal keine Kopf- und Halsschmerzen gehabt hatte. Mittlerweile war ich auch schon bei Wetterwechsel im Hochsommer regelmäßig krank. Gegen diese Erkrankungen hatte ich schon hunderttausend Mittel ausprobiert, aber keines davon hatte wirklich geholfen. Dann lernte ich die Grippemittel der Hildegard-Medizin kennen: Edelpelargonienpulver, Andornmischkräuter und den Wermuttrank. Bei der Neutralisierung von Stress hilft mir ein Sarderarmband, das ich ständig trage. Der Sarder hat mir viel Kraft gegeben und meine Abwehrschwäche beseitigt. Seit ich dieses Armband trage, fühle ich mich wieder leistungsfähig und kann mich besser konzentrieren.

18 Sardonyx

Mineralogie

Der braun-weiß gebänderte Sardonyx ist ein Zwillingsbruder des Onyx. Beide gehören zur Familie der Chalcedone – und eigentlich ist auch noch ein drittes Mitglied dieser Familie beteiligt: der Sarder. Der Name Sardonyx ergibt sich nämlich aus der Verbindung von Sarder und Onyx, und das sollte sich auch in der Farbigkeit des Sardonyx zeigen. Gotthold Ephraim Lessing ließ nur einen Stein mit drei Farben, nämlich schwarz, weiß und rotbraun, als Sardonyx durchgehen. Heute sind wir schon zufrieden, wenn wir einen echten zweifarbigen Sardonyx mit braun-weißer Bänderung bekommen beziehungsweise mit einer unscharf abgegrenzten Onyxbänderung, denn die meisten Sardonyxe werden heute künstlich aus gefärbten Achaten hergestellt. Diese Steine erkennt man daran, dass die Farbschichten des Achat präzise voneinander getrennt sind.

Chemische Zusammensetzung und Härte

Der Sardonyx besteht wie alle Chalcedone aus Siliziumdioxid. Seine rotbraune Bänderung verdankt er Einschlüssen von Eisenhydroxid. Wie alle Chalcedone bildet er mikrokristalline trigonale Tetraeder-Strukturen, die man erst unter dem Mikroskop erkennen kann. Der Sardonyx hat eine Härte von 6,5 bis 7.

Lagerstätten und Fundorte

Die wichtigsten Sardonyx-Lager befinden sich in Brasilien, weniger bedeutende liegen in Australien, Indien, China, und Südwestafrika.

Geschichtliche Überlieferung

Der Sardonyx wird in der Offenbarung des Johannes als der fünfte Grundstein des Neuen Jerusalem beschrieben. In der Antike verehrte man den Sardonyx als das Gold aus dem Garten Eden, weil man der Ansicht war, er könne alles Böse vom Körper fernhalten. Aus Sardonyx wurden prächtige und kostbare Gemmen geschnitzt, denen man mythische Kräfte nachsagte. Zu den berühmtesten Schnitzereien aus Sardonyx gehört der legendäre Ptolemäer-Kameo, den die Kreuzritter 1204 aus Byzanz raubten und nach Köln brachten. Dort schmückte diese Gemme den Dreikönigsschrein, ebenfalls eine Raubreliquie aus Byzanz, bis sie 1574 gestohlen wurde und seitdem als verschollen gilt.

Marbod von Rennes brachte die Ausstrahlung des Sardonyx hundert Jahre vor Hildegard mit den Tugenden Bescheidenheit, Schamhaftigkeit und Zurückhaltung in Verbindung. Diese Wirkung wird hundert Jahre nach Hildegard von Albertus Magnus bestätigt.

Formen und Aussehen

In der Hildegard-Heilkunde wird der Sardonyx als Rohstein, Trommelstein und Scheibe sowie in Halsketten, Armbändern und Ringen verwendet.

Anwendung

1. Zur Nachbehandlung von Virusgrippe-Infektionen, zur Infekt-Rezidivprophylaxe, bei epidemisch auftretenden fieberhaften Durchfallerkrankungen

Infektionskrankheiten können bekanntlich immer wieder kommen, wenn sie nicht kunstgerecht behandelt und auskuriert werden. Die Rückfälle sind häufig schlimmer als der Erstinfekt und vor allem das Herz wird in Mitleidenschaft gezogen, wenn die Toxine nicht ausgeleitet werden. Hierbei hilft der Sardonyx und auch das Hildegardische Edelpelargonienpulver, das man vier Wochen lang zur Ausleitung von Toxinen über das Essen streuen soll. Als Ring am Finger getragen verhindert der Sardonyx, dass es nach starken Infektionen zu einem Rückfall kommt.

2. Schutz und Heilung für alle fünf Sinnesorgane: stärkt die Sehkraft, die Hörkraft, den Geruchssinn, den Geschmack und den Tastsinn

Ein harmonisches Zusammenspiel aller fünf Sinnesorgane ist die Voraussetzung für die Erhaltung der Gesundheit, und hier ist der Sardonyx sehr hilfreich. Schützen Sie Ihre Sinnesorgane gegen Reizüberflutung und deren Folgen, zum Beispiel Sehschwäche, Schwerhörigkeit, Ohrgeräusche, Hörsturz, Verlust des Geruchs- und Geschmackssinns sowie gegen die weit verbreiteten Formen der Neurodermitis. Tragen Sie einen Sardonyxanhänger und nehmen Sie ihn mehrmals täglich in den Mund und immer wieder heraus wie einen Lutschstein.

3. Stärkung der Selbstkontrolle und der Disziplin bei Wutausbrüchen, verhindert unüberlegtes Handeln

Tragen Sie einen Sardonyx als Ring oder in einer Halskette, damit Sie in den stressigen Situationen des Lebens ruhig und gelassen auf provozierende Angriffe Ihrer Mitmenschen reagieren können. Menschen, die Sie ständig angreifen, nehmen Ihnen sehr viel Energie. Daher ist es besser, solche unangenehmen Zeitgenossen zu meiden, ihnen alles Gute zu wünschen, aber sich nicht auf ihr niedriges Niveau zu begeben. Hierbei hilft auch der Chalcedon und der Goldtopas.

4. Zu viel Sexualität und Sinnlichkeit; Transformation von sexueller in spirituelle Energie
Wer unter zuviel Sexualität leidet und die sexuellen Kräfte in Genialität und Spiritualität verwandeln möchte, lege den Sardonyx auf die bekannten erogenen Zonen, der Mann in die Schenkelbeugen, die Frau über den Bauchnabel, bis die stürmischen Zeiten vorüber sind. Ein normales Maß an Sexualität gehört zu einem erfüllten Menschenleben und wird durch den Sardonyx nicht unterdrückt. Es geht hier eher um jene Übertreibungen, die allmählich zur Last werden können.

Patientenberichte

1. Wirkung auf die Sinnesorgane
Ich bete gern und brauche täglich Zeit zum Meditieren. Dabei hilft mir ein großer Sardonyx, den ich in meiner Meditationsecke aufgestellt habe. Außerdem trage ich immer einen Sardonyxring. Ich spüre den intensiven Schutz, der von diesem Ring ausgeht, im täglichen Leben.

2. Nervenschwäche
Obwohl ich in einem Kloster lebe, bin ich sehr nervös und habe immer wieder kleine Unfälle. Ich stoße mich bei jeder Gelegenheit an allen möglichen Stellen und habe fast immer blaue Flecken. Meine Mitbrüder machen sich oft über meine schwachen Nerven lustig, worunter ich zusätzlich leide. Seit ich eine Sardonyxkette unter meiner Kleidung trage, habe

ich festgestellt, dass ich wieder mehr Selbstvertrauen habe. Ich fühle mich viel ausgeglichener und habe meine Nerven und meinen Körper besser unter Kontrolle.

19 Smaragd

Mineralogie

Der Name Smaragd kommt vom griechischen *smaragdos*, was soviel heißt wie »grüne Göttin der Edelsteine«. Ihr Grün macht edle Smaragde so unvergleichlich schön, dass sie zu den beliebtesten und kostbarsten Edelsteinen zählen. Im Innern ist ein Smaragd von mikroskopisch kleinen Kristallen, Hohlräumen und Einschlüssen durchzogen, die an das Frühlingsgrün von Wiesen, Wäldern und Gärten erinnern und mit dem französischen Wort für Garten, *jardin*, bezeichnet werden. Dieser Blick in das Innere ist aber nur bei edlen und klaren Smaragden möglich. Normalerweise sind Smaragde undurchsichtig und gefleckt, was ihre Heilkräfte jedoch in keiner Weise beeinträchtigt.

In ihrer symbolhaften Sprache lässt uns Hildegard wissen, dass Smaragde frühmorgens bei Sonnenaufgang wachsen, und zwar in der Übergangszeit von der Nacht zum Tag. Dann verschmelzen die dunklen Chromoxidschichten der Nacht mit dem Beryll und dem Aluminium aus den hellen, kieselsäurehaltigen Schichten des Tages. Für diesen Kristallisationsvorgang braucht man extremen Druck und gewaltige Temperaturen.

In ihrer visionären Schau hat Hildegard viele Vorgänge geschildert, die erst sehr viel später auch von modernen Naturwissenschaftlern entdeckt und beschrieben wurden. Zum Beispiel schreibt sie: »Wenn die Sonne auf ihrer Umlaufbahn am mächtigsten ist, dann ist das Grün der Erde und der Pflanzen ebenfalls am kräftigsten. In dieser Zeit saugen die Pflanzen das Grün der Lebenskraft, so stark wie ein Lamm, das Milch saugt, sodass die Pflanzen reif werden und die Nährstoffe zu Früchten verarbeiten.«

Dahinter verbirgt sich der erst im letzten Jahrhundert von dem amerikanischen Chemiker Melvin Calvin entdeckte Calvin-Zyklus: die durch Lichtreaktion in der Photosynthese aufgenommene Energie wird zur Bildung von Kohlehydraten genutzt.

Chemische Zusammensetzung und Härte

Der Smaragd gehört wie der Beryll und der Aquamarin zur Familie der Beryllium-Aluminiumsilikate. Eine Spur Chromoxid verleiht ihm seine herrliche Farbe. Der Smaragd ist der einzige Edelstein mit einer Ritzhärte von 7,5 bis 8. Alle anderen Edelsteine sind härter. Seine Kristallform ist hexagonal (sechseckig), tonnenförmig mit sechsseitigen Prismen. Smaragdbruch ist muschelartig und spröde.

Lagerstätten und Fundorte

Bis zur Entdeckung Amerikas waren Smaragde so selten und teuer, dass nur Kaiser und Könige sie sich leisten konnten. Im 16. Jahrhundert raubten die spanischen Konquistadoren im kolumbianischen Urwald die Minen der Inkas aus und brachten große Mengen von Smaragden in nie gekannter Qualität nach Europa. Noch heute kommen die schönsten Smaragde aus den weltberühmten Minen von Chivor und Muzo in Kolumbien. Der einzige mitteleuropäische Fundort ist das Habachtal bei Salzburg. Weitere Smaragd-Lagerstätten befinden sich in Norwegen (Eidsvoll), Nordsimbabwe, Transvaal, Südafrika, Brasilien (Balia, Golas, Minas, Gerais), Australien, Indien und Pakistan sowie im Ural. Allerdings erreicht keiner der dort gefundenen

Smaragde das herrlich satte Grün der kolumbianischen Exemplare.

Geschichtliche Überlieferung

Der Smaragd gehört zu den zwölf Steinen im Brustschild des Hohenpriesters und zu den zwölf Grundsteinen des neuen Jerusalem.

In der Antike wurden Smaragde genauso hoch geschätzt und ebenso teuer gehandelt wie Diamanten. »Nichts grünt grüner als der Smaragd«, schreibt Plinius und berichtet, dass man den Smaragd im alten Rom als ophthalmologisches Heil- und Wundermittel eingesetzt hat. »Wenn die Augen durch Überanstrengung geschwächt sind, so werden sie durch das Anschauen des Smaragds wieder gestärkt.« »Er soll nützlich sein für die Augen«, schreibt Theophrastus. Und Bartholomäus Angelicus fügt im 13. Jahrhundert hinzu: »Der Smaragd ist ein edler Stein und seine Farbe ist grün wie der kühle Grund des Meeres bei strahlendem Himmel und sonnigem Wetter. Er ist einer der edelsten unter den Steinen und der würdigste, eine königliche Hand zu zieren.«

Im Jahre 1531, zwölf Jahre nach der Eroberung Mexikos durch Cortez, kam Pizarro in das Land der Inkas, raubte die Smaragdminen aus und schaffte die kostbaren Steine nach Spanien. Doch lange dauerte die Freude nicht, denn ständige Überfälle der Inkas hatten schließlich zur Folge, dass die Spanier abzogen. Erst im Jahre 1910 wurden die Minen von Muzo und Chivor wieder entdeckt und die kostbaren Steine konnten erneut abgebaut werden.

Smaragde wurden schon seit Menschengedenken als Heil- und Schutzsteine genutzt, weil man ihnen starke Heilkräfte für sämtliche Gebrechen zuschrieb. Besonders hervorzuheben ist die Tatsache, dass der Smaragd die körpereigenen Abwehrkräfte gegen alle Angriffe von Erregern und Parasiten stärkt und damit eine große Bedeutung für die Erhaltung der Gesundheit hat. Darüber hinaus soll er in der Lage sein, die Verdauung zu verbessern, Herz und Kreislauf zu stärken und sämtliche Organe zu aktivieren.

Ärzte sahen in dem Smaragd von jeher einen starken Verbündeten im Kampf gegen Krankheiten. Noch heute tragen südamerikanische und marokkanische Ärzte einen Smaragdring, das Erkennungszeichen eines guten Arztes.

Marbod von Rennes (1035–1123) und Albertus Magnus (1193–1280) erwähnen die Heilkräfte des Smaragds und beschreiben seine Wirksamkeit bei Epilepsie. Marbod fügt noch hinzu, dass der Smaragd denen, die ihn tragen, zu mehr Respekt, Inspiration und Überzeugungskraft verhilft. Der Smaragd stärkt übermüdete Augen, wendet die Belastungen des Lebens ab und bewahrt vor allzu wollüstigen Anfechtungen. Sein schönes Grün kommt besser zur Geltung, wenn man ihn mit Wein reinigt und mit grünem Olivenöl putzt.

Formen und Aussehen

In der Hildegard-Heilkunde wird der Smaragd als Rohstein, Trommelstein, Scheibe und Anhänger sowie in Halsketten, Armbändern und Ringen verwendet.

Anwendung

1. Schwächezustände wie beispielsweise Migräne, Abwehrschwäche, Herz-Kreislaufschwäche, Nervenschwäche, Lebenskrisen, Sexualschwäche

Tragen Sie eine Smaragdkette, und Sie werden beobachten, wie Ihre Leistungsfähigkeit zunimmt und Ihr allgemeines Energieniveau steigt.

2. Gastro-kardiale Beschwerden, Roemheldsyndrom mit Zwerchfellhochstand, Völlegefühl und Herzschmerzen
So sicher wie der Galgant hilft der Smaragd, als Kette oder Anhänger auf der Haut getragen, gegen gastro-kardiale Beschwerden.

3. Virusgrippe mit Kopfschmerzen und Fieber, alle Infektionskrankheiten
Zusätzlich zur ärztlichen Behandlung soll bei Infektionskrankheiten immer wieder ein Smaragd in den Mund genommen und abgeleckt werden. Außerdem sollte man stets eine Smaragdkette tragen.

4. Epilepsie und Pseudoepilepsie bei Kindern und Jugendlichen
Bekanntlich haben alle chemischen Antiepileptika nicht nur starke Nebenwirkungen, sondern lösen ihrerseits Epilepsie aus. Daher ist es sinnvoll, bei Epilepsie zusätzlich zur medikamentösen Behandlung eine Smaragdkette zu tragen und einen Smaragdanhänger, den man häufig in den Mund nimmt. So erlangt man schneller seine Selbstkontrolle zurück und verkürzt den Anfall. Darüber hinaus sollte eine Epilepsiediät eingehalten werden. (Siehe auch *Die Ernährungstherapie der Hildegard von Bingen.*)

Bei den ersten Anzeichen eines epileptischen Anfalls nimmt man sofort einen Smaragd in den Mund und sagt: »So wie der Heilige Geist den Kosmos erfüllt hat, erfülle er auch mein Königshaus mit seiner Gnade.« In Kombination mit dem Gebet hilft der Smaragd, den Anfall zu verkürzen und die Selbstkontrolle wiederzuerlangen.

5. Schnupfen, Verschleimung, zu starke Säfte- und Speichelbildung, Sinusitis, Heuschnupfen, Stirnhöhlenentzündung, Ohrenkatarrh
Man lässt ein Glas Wein kurz aufkochen und gießt den hei-

ßen Wein dann dreimal hintereinander über einen Smaragd, den man zuvor in einem sauberen Leinentaschentuch in ein Sieb gelegt hat, als wolle man ihn wie Tee überbrühen. Die Hälfte des so zubereiteten Weins trinkt man. Aus der anderen Hälfte bereitet man mit Bohnenmehl eine Suppe. Dieser ganze Vorgang wird täglich wiederholt. Hildegard schreibt, dass man auf diese Weise sein Gehirn reinigen könne.

6. Wundheilungsstörungen, Beingeschwüre, Nagelbett- und Fingervereiterung, eitrige Wunden
Jede Wunde muss gereinigt werden, bevor sie endgültig heilen kann. Die Hildegard-Heilkunde kennt mehrere Wundreinigungsmittel. Entweder wendet man das Alkohol-Olivenöl-Desinfektionsmittel an und daran anschließend die Wundheilungskompresse aus Schafgarbenkraut oder, etwa bei vereiterten Beingeschwüren, die Kompresse aus Beifuss, Honig und Eischnee. Wenn die Wunde gereinigt ist, legt man eine Lage Zinkleimverband über die offene Wunde und darüber eine Smaragdscheibe oder eine Smaragdkette, die mit weiteren Lagen Zinkleimverband befestigt. Diese Kompresse bleibt solange liegen, bis sie trocken ist oder die Schmerzen sehr stark werden. Dann muss sie erneuert werden. Die Behandlung wird solange wiederholt, bis die Wunde geschlossen ist. Die Wundheilung dauert gewöhnlich zehn Tage. Mit dieser Wundbehandlung wurden beste Erfolge erzielt.

Der Smaragd ist der Inbegriff der Hildegardschen *Viriditas* (Lebenskraft). Er aktiviert die 35 spirituellen Kräfte unserer Seele, die uns helfen, Schwächen, psychosoziale Fehler, Risiken oder Süchte und schlechte Gewohnheiten zu überwinden. Daher gilt er als motivierende Kraft für Liebe, Mitgefühl, Vitalität, Gesundheit, Glück und Lebensfreude.

Patientenberichte

1. Unterschenkelgeschwüre, schlecht heilende Wunden

Leichtsinnigerweise habe ich mir bei einem ausgedehnten Winterspaziergang so starke Erfrierungen geholt, dass ich später Frostbeulen und unschöne Flecken an den Unterschenkeln hatte. Jahre später zog ich mir nach der Geburt meines dritten Kindes durch einen Stoß die erste offene Wunde am linken Schienbein zu. Diese Wunde heilte erst nach einem halben Jahr, obwohl ich zu ihrer Behandlung viele Salben, Sprays und Cortison einsetzte. Anschließend hatte ich immer häufiger immer schlimmere Wunden, die mit Antibiotika und Cortison behandelt wurden.

Die letzte Wunde war so stark vereitert, dass sie zunächst zwei Wochen lang mit Beifuß-Honig-Eischnee-Kompressen gereinigt werden musste. Anschließend legte ich zwei Smaragdscheiben direkt auf die Haut um die offenen Stellen, deckte alles mit einem gebügelten Leinentuch ab, legte abgekochte Schafgarbenblätter darüber und ließ alles eine Stunde lang liegen. Diese Auflage erneuerte ich täglich. Nach kurzer Zeit hatte ich keine Schmerzen mehr, und nach zwei Wochen war die Wunde ganz verheilt.

2. Herzinfarkt, Herzschwäche

Im Jahre 1995 erlitt ich einen schweren Hinterwandinfarkt, den ich mit großer Mühe überlebte. Anschließend hatte ich immer wieder Herzschmerzen und große Angst, dass sich der Infarkt wiederholen könnte. Zur Herzstärkung machte ich die große Hildegardische Herzkur mit Griechenkleepillen, Fencheltrank und Griechenkleemischpulver und nahm viel Galgant zu mir. Auf mein Herz klebte ich eine Smaragdkette, die mir viel Kraft und Gelassenheit gibt. Meine Konzentrationsfähigkeit und meine Ausdauer sind zurückgekehrt und ich habe mir meinen Jähzorn im Geschäft und in der Familie abgewöhnt. Heute sind mein Herz und mein

Kreislauf wieder so stabil, dass ich eineinhalb Stunden Tennis spielen kann, ohne mich zu verausgaben. Mittlerweile sind neun Jahre vergangen, in denen ich keine Herz-Kreislaufprobleme mehr gehabt habe.

3. Aufstoßen, Blähungen, Roemheldsyndrom, gastro-kardiale Beschwerden durch Zwerchfellhochstand, besonders nach dem Essen

Ich war immer ein schlechter Esser, musste schon parenteral ernährt werden und leide seit vier Jahren an einer schweren Magen-Darmerkrankung. Die drei Ärzte und der Heilpraktiker, die ich früher konsultiert hatte, hatten mir nicht helfen können. Weder mit Gastroskopie noch mit Sonographie hatte man etwas finden können, und dennoch litt ich an explosionsartigem Aufstoßen und schwerem Meteorismus, besonders nach dem Essen. Seit ich eine Smaragdkette trage, sind diese Beschwerden verschwunden. Die Smaragdkette, die ich mir täglich auch auf den Bauchnabel binde, hat mir geholfen.

4. Verschleimung

In meiner frühen Kindheit litt ich ständig an Bronchitis und Nebenhöhlenentzündungen. In der Schulzeit und bis zu meinem 25. Lebensjahr war ich beschwerdefrei. Nun bin ich 45 Jahre alt und quäle mich wieder mit Bronchitis, zahlreichen Allergien und neuerdings auch noch mit Asthma. Doch seit ich die Hildegard-Heilmittel (Gundelrebenelixier, Hirschzungenelixier, Meerettich-Galgantpulver und Schröpfen) anwende, sind meine Lungenleiden erträglich geworden. Der Smaragdwein war das Mittel, das mir am besten gegen die Verschleimung geholfen hat.

5. Kreislaufschwäche

Ich bin jetzt 64 Jahre alt und hatte vor 34 Jahren eine schwere asiatische Virusgrippe, die nie ganz ausgeheilt ist. Nach einem Rückfall litt ich an Nebenhöhlenentzündungen, Atemnot, Herzrhythmusstörungen, Kreislaufschwäche, Blähungen und Verdauungsstörungen. Die Smaragdkette hat mir geholfen, meine Schwächezustände zu beheben. Zusätzlich nehme ich Fenchel-Galganttabletten ein und habe meine Ernährung auf Dinkelkost umgestellt.

6. Migräne

Immer wieder wurde ich von starker Migräne mit Übelkeit und Erbrechen geplagt. Nachdem ich eine Darmsanierung mit Bärwurz-Birnenhonig durchgeführt habe, trage ich jetzt ständig eine Smaragdkette, die bisher einen erneuten Migräneanfall verhindert hat.

Viele andere Beispiele belegen, dass der Smaragd ein sehr wirksames Wundheilungsmittel ist. Außerdem hilft er bei Herz-Kreislaufschwäche und ist in der Lage, die körpereigene Abwehrkraft ins Lot zu bringen, was vor allem bei Autoaggressionskrankheiten sehr wichtig ist.

20 Topas

Mineralogie

Der strahlend goldgelbe Topas wächst nachmittags aus der Sonnenglut der Vulkane, wenn sich die Tageshitze und der Magmastrom wieder abgekühlt haben. Dabei verbinden sich die Dämpfe der noch heißen Kieselsäure mit dem Aluminium und der ätzenden Flusssäure (HF) zu einem besonders harten Edelstein, der in rhombischen Dipyramiden auskristallisiert.

Aufgrund seiner Härte und seiner Verwitterungsresistenz gelangt er unversehrt in das Sedimentgestein der Flussbetten. »Seine Farbe«, schreibt Hildegard, »ähnelt mehr dem Gold als dem Gelb.« Weil er die Strahlen der Sonne eingefangen hat, nennt man ihn auch Goldtopas und gibt ihm das Prädikat Imperialtopas oder Kaisertopas. Ohne Buntmetalleinlagerungen bleibt der Topas farblos und wird als Edeltopas, Silbertopas oder auch weißer Topas bezeichnet. Spuren von Eisen färben ihn goldgelb. Lithium und Chrom lassen wunderbar hellblaue Topase entstehen, in denen sich der griechischen Mythologie zufolge alle Götter des Himmels und der Erde vereinigen. Spuren von Mangan färben den Topas bisweilen braun und größere Mengen an Eisen geben ihm eine rote, rosa, violette oder auch grüne Färbung. Heute werden viele falsche Topase angeboten, die aus Quarzkristallen hergestellt werden. Beispielsweise wird »Madeiratopas« durch Erhitzen von Amethyst gewonnen und »Rauchtopas« aus Citrin hergestellt. Man erkennt diese falschen Topase daran, dass sie sich mit dem härteren Edeltopas anritzen lassen, sowie an ihren glatten Kristallflächen. Echte Topase haben fingernagelähnlich geriffelte Kristallflächen und kristallisierten in rhombischen Kristallen.

Der Name Topas kommt von der sagenhaften Insel Topazos im Roten Meer. Topazos ist griechisch und heißt »suchen und finden«, und auf dieser Insel sollen schiffbrüchige Piraten den Stein zum ersten Mal gefunden haben. Vielleicht kommt sein Name aber auch von dem Sanskritwort *tapas*, das »Glut« oder »Hitze« bedeutet.

Chemische Zusammensetzung und Härte

Der Topas besteht aus Aluminiumfluorsilikat. Spuren von Eisen färben ihn goldgelb, Lithium und Chrom hellblau. Mangan macht ihn braun und durch Eisen in höherer Konzentration wird er rot, rosa, violett oder auch grün. Auf der Mohs'schen Härteskala erreicht er die Ritzhärte 8.

Lagerstätten und Fundorte

Die schönen weingelben Goldtopase fand man früher im sächsischen Vogtland bei Schneckenburg. Heute kommen Goldtopase meist aus Brasilien, wo man sie zunächst nur in Flussablagerungen, den so genannten »Edelsteinseifen« fand, bis man sie auch in ihren primären Lagerstätten, im Eruptivgestein und im Granit entdeckte und abbaute. Besonders wertvolle Schmucksteine kommen aus Sibirien und aus dem Ural nördlich von Sverdlovsk. Von Bedeutung sind außerdem die Edelsteinseifen von Sri Lanka, Australien, Südwestafrika und Afghanistan.

Geschichtliche Überlieferung

In der Bibel hat der Topas eine wichtige Bedeutung. Er gehört nicht nur zu den zwölf Steinen im Brustschild des Hohenpriesters und zu den Grundsteinen des neuen Jerusalem, sondern wird auch im Buch Hiob 28.19 erwähnt, wo sein Wert mit dem des Goldes verglichen wird. Andreas, der Bischof von Caesarea, schreibt dem Apostel Matthäus die Topaskraft zu. Mit dieser Kraft konnte er die Herzen der Gemeinde erleuchten, wenn sie dunkel waren, und die verdunkelten Augen der Gläubigen öffnen. Hildegard schreibt, dass der Apostel Andreas einen Topasring trug, damit er den reinen Glauben (Gold) ausbreiten und die Kirche mit Tugenden (Topas) schmücken konnte.

Die Griechen glaubten, der Goldtopas bringe Licht ins Dunkel, sprudelnde Lebensfreude und unerschütterlichen Optimismus. Der blaue Topas soll seine Besitzer vor falschen Freunden, Zauber und bösen Blicken bewahren. Wegen seinen inspirierenden Eigenschaften verhilft der Topas Künstlern, Schauspielern und Sängern zu Erfolgen bei ihren Auftritten.

Das älteste arabische Steinebuch des Pseudo-Aristotoles aus dem 7. Jahrhundert sagt, dass der Goldtopas seinen Träger vor Gift warnt. Auch Hildegard gibt an, dass der Stein zu schwitzen anfängt, wenn Gift in seine Nähe kommt.

Bei Marbod von Rennes lesen wir, dass der Topas bei Hämorrhoiden und gegen Mondsüchtigkeit hilft.

Formen und Aussehen

In der Hildegard-Heilkunde wird der Goldtopas vorwiegend als Naturstein, als Trommelstein und als Anhänger sowie in Gold gefasst als Kette oder Ring verwendet.

Anwendung

1. Zur Warnung vor Giftstoffen in Speisen und Getränken
Man sagt, dass ein Goldtopas schwitzt und trüb anläuft, wenn Gift in der Nähe ist. Eine Arztfrau, die fürchtete, ihr Ehemann wolle sie vergiften, verlor diese Angst und fand ihren Seelenfrieden wieder, sobald sie einen Topasring trug. Wenn es darum geht, Gift in Lebensmitteln aufzuspüren, würde ich mich allerdings nicht ausschließlich auf die Wirkung des Goldtopas verlassen. Ich empfehle, nur biologische Produkte zu kaufen, auch wenn diese etwas teurer sind. Krankheiten sind noch teurer und mindern außerdem die Lebensqualität.

2. Augenleiden, Sehschwäche, beginnender grauer Star, beginnender grüner Star, Retinopathia diabetika.
Man legt einen Goldtopas drei Tage und drei Nächte lang in ein Likörglas voll Frankenwein. Mit dem weinfeuchten Topas befeuchtet man anschließend mehrmals täglich fünf Tage lang die Augenlider. Danach setzt man neuen Topaswein an und unterbricht die Behandlung, bis es nach drei Tagen wieder neuen Topaswein gibt. Auf diese Weise behandelt man das Augenleiden mindestens drei Monate lang und lässt den Erfolg zwischendurch vom Augenarzt kontrollieren. »Diese Methode ist das beste Augenmittel«, schreibt Hildegard. Das kann ich nur bestätigen. Der Topaswein beseitigt die verdorbenen Säfte (*pravi humores*), worunter eine gestörte Hormonregulation verstanden werden kann.

3. Milzleiden, Sepsis, Blutvergiftung, als Zusatzbehandlung bei Leukämie mit hartnäckigen Eiterungen
Drei Esslöffel Maulbeeren, ein Liter Wein und zwei Esslöffel Weinessig werden fünf Minuten lang aufgekocht. Dann gibt man 150 Gramm Honig hinzu, kocht alles nochmals fünf Minuten, siebt es ab und füllt den fertigen Maulbeerwein in die

Flasche, aus der man den Wein genommen hat. Anschließend legt man einen Goldtopas fünf Tage lang in den Maulbeerwein. Dann entfernt man den Topas wieder und kocht den Maulbeerwein auf. Dabei wird der Topas in einem Sieb über den aufsteigenden Weindampf gehängt, bis das Kondensat, das sich daran niederschlägt, wieder in den Topf zurücktropft. Zum Schluss lässt man den Topas eine Stunde lang im warmen Wein liegen und abkühlen. Dann bereitet man sich mit 100 Milliliter dieses Topas-Maulbeerweins täglich eine Brühe oder Suppe und isst sie solange, bis eine deutliche Besserung eintritt.

Neben diesem Milzmittel gibt es noch vier weitere, die ebenfalls sehr wirksam sind: Petersilientrank, Maronen, Zedernhonig und eine Suppe aus Onyxwein.

4. Fieber

Man drückt mit einem Goldtopas drei Vertiefungen in weiches Dinkelbrot und füllt sie mit Wein. Wenn sich der Wein verflüchtigt hat, füllt man mehrmals erneut mit Wein auf. Während man die drei Grübchen mit dem Wein betrachtet, sagt man: »Ich erblicke mich, wie wenn sich Cherubim und Seraphin im Spiegel Gottes betrachten, damit er das Fieber von mir nimmt.« Das wiederholt man so lange, bis das Fieber weicht.

Dieses Fiebermittel habe ich bisher noch nie angewendet, weil die anderen Fiebermittel (Galgantwein und Meisterwurzwein) so effektiv und rasch helfen.

5. Öffnen des spirituellen Zentrums

Jeden Morgen öffnet der Goldtopas unser spirituelles Zentrum und verbindet uns mit den drei göttlichen Kräften der Dreifaltigkeit und den vier Kräften des Universums. Sobald wir mit diesen Kräften verbunden sind, stehen uns Energien zur Verfügung, von denen wir bisher nur träumen konnten und nach denen wir ein Leben lang vergeblich gesucht haben. An diesem Tag stehen wir unter dem persönlichen Schutz Gottes und nichts Negatives kann uns schaden.

Sagen Sie jeden Morgen, während Sie den Goldtopas auf Ihr Herz drücken: »Gott der über alles und allem verherrlicht wird, verwerfe mich nicht trotz seiner hohen Ehre, sondern erhalte mich, stärke mich und gründe mich auf seinem Segen.«

Oder auf Lateinisch: »Deus, qui in omnia et omnibus magnificatus est, in honore suo me non abjiciat, sed in benedictione me conservet, confirmet et constituat!«

An diesem Tage wird das Böse Sie meiden und Ihnen wird nichts Schlimmes zustoßen.

Ich bedanke mich herzlich bei der Hildegardfreundin, deren Meditationserfahrungen mit dem Goldtopas ich hier weitergeben darf:

In ihrem Buch *Scivias* beschreibt Hildegard in der fünften Vision des goldenen Zeltes, wie die geplagte Seele, nachdem sie verschiedene mühsame Lebenssituationen überstanden hat, durch den Schutz Gottes endlich vor den Angriffen des täglichen Lebens verschont bleibt. In diesem Zusammenhang empfiehlt Hildegard, dass man morgens den Goldtopas an sein Herz drückt und dabei das Goldtopasgebet spricht: »Gott, der über alles und allem verherrlicht wird, verwerfe mich nicht trotz seiner hohen Ehre, sondern erhalte mich, stärke mich und gründe mich auf seinen Segen!«

Wann immer ich dieses Gebet spreche, spüre ich einen wunderbaren Schutz, allerdings nur, wenn ich in Ruhe und konzentriert beten kann. Wenn ich den Goldtopas an mein Herz drücke, spreche ich Gott, meinen geliebten himmlischen Vater, direkt an. Ich grüße ihn und danke ihm, dass er mir die Möglichkeit gibt, ein herzliches Gespräch mit ihm zu führen. Ich stelle mir die großartige Schöpfung in ihrer Ganzheit vor: die strahlende Sonne, das weite, himmlische Blau, die vorüber ziehenden Wolken. Ich höre die rauschenden Lüfte und wie der Wind die Bäume, Wälder, Gräser und Blumen bewegt. Ich sehe majestätische Berge, Bäche und Seen, Schmetterlinge und Vögel, Tiere im Wald und auf der Wiese. Und ich sehe die Menschen, denen ich begegne. Ihnen allen wurde ein neuer Tag geschenkt. Diese wunderbare Schöpfung ist sein Werk und sie ist noch herrlicher als alles, was man sich vorstellen kann. Ich bitte Gott, er möge mit all seiner Güte in mir bleiben und wirklich in mir leben, auf dass ich eins mit ihm bin. Ich habe das Gefühl, dass mich ein heller Strahlenkranz umgibt wie ein schützendes goldenes Zelt. Ich bitte um Stärkung meiner Person, um die volle, harmonische Gesundheit meines Körpers, meiner Seele und meines Geistes. Und wenn ich an meine geliebte, gebeutelte Seele denke und um Stärkung und Selbstsicherheit für sie bitte, durchdringt mich eine wohlige Wärme. Das erfüllt mich jedes Mal mit Staunen und Dankbarkeit. Ich bitte darum, dass Gottes Segen in mir bleibt und mich durch meinen Tag begleitet. Ich bitte um Gottes Segen für meine Lieben, meine Freunde und jene, die mir bewusst oder unbewusst wehtun. Es ist wunderbar sich vorzustellen, dass Gottes Segen der Boden ist, auf dem ich gehe und stehe, und dass nichts diesen Grund ins Wanken bringen kann. Hildegard verspricht: »Sooft du solches tust, meidet dich an jenem Tag alles Böse«. Es ist also völlig unmöglich, dass etwas schief geht. Ich bin ganz und gar geborgen, umsorgt von Gottes Güte, getragen von seinem Segen. Dies Wissen schenkt mir tiefe Ruhe und Gelassenheit und ich gehe frohen Herzens zur Arbeit.

Patientenberichte

1. Grauer Star

Vor fünf Jahren diagnostizierte der Augenarzt bei mir beginnenden Grauen Star und bat mich, nach einem halben Jahr wiederzukommen. Weil ich mich nicht operieren lassen wollte, fing ich an, meine Augen mit Goldtopaswein zu behandeln. Ich besorgte mir einen echten Goldtopas und biologischen Wein und legte den Stein drei Tage und drei Nächte lang in ein Likörglas voll Wein. An fünf darauf folgenden Abenden benetzte ich meine Augenlider mit dem feuchten Stein. Diese Behandlung habe ich in den letzten Jahren regelmäßig durchgeführt. Begleitend machte ich Augenübungen und befeuchtete meine Augenlider gelegentlich mit dem Hildegardschen Veilchenöl. Meine Sehkraft verbesserte sich so deutlich, dass die Kontrollbesuche beim Augenarzt nur noch einmal im Jahr erfolgen mussten. Seit geraumer Zeit kann ich Druckschrift in üblicher Größe wieder ohne Brille lesen.

2. Grüner Star (Glaukom)
Obwohl ich erst 36 Jahre alt bin und einen sehr niedrigen Blutdruck habe, leide ich schon seit vielen Jahren unter grünem Star. Diese Erkrankung wurde bereits mit verschiedenen chemischen Medikamenten therapiert – zuletzt mit Isoglaucon, das täglich viermal in beide Augen getropft werden musste. Keine dieser Therapien war erfolgreich. Mein Augeninnendruck blieb mit 26–28 mmHg deutlich zu hoch. Dann fing ich an, in regelmäßigen Abständen Goldtopaswein anzuwenden (wie oben beschrieben), nahm zusätzlich Wermuttrank ein und würzte meine Mahlzeiten mit Poleiminze. Der Erfolg war überraschend. Schon nach zwei Wochen war mein Augeninnendruck auf 18–20 mmHg gesunken. Im übrigen habe ich den Eindruck, dass ich Farben wieder klarer wahrnehme.

3. Fortschreitende Makuladegeneration
Nachdem mir der Augenarzt diese Diagnose gestellt hatte und ich erfuhr, dass Makuladegeneration angeblich unheilbar ist, schwanden meine letzten zaghaften Hoffnungen auf eine Verbesserung meiner Sehfähigkeit dahin. Doch nun

kann ich sagen, dass genau diese Verbesserung durch die Hildegard-Medikamente erzielt werden konnte. Ich bin schon jetzt mit etwas Mühe in der Lage, die Schrift in den Zeitungen zu lesen, was vorher absolut unmöglich war. Die Lupe wird mir allmählich lästig, weil ich sie nicht mehr regelmäßig brauche. Das sind die Hildegard-Mittel, die ich genommen habe: Goldtopaswein, Wermuttrank und gelegentlich Fenchel-Galganttabletten.

4. Grüner Star

Ich leide schon seit zwanzig Jahren an erhöhtem Augeninnendruck (über 24 mmHg) und bin seit dieser Zeit Patientin eines Augenarztes, der mich, leider erfolglos, mit Betablockern und anderen Augentropfen behandelt hat. Schließlich machte ich drei Monate lang eine Goldtopaskur, nahm am Hildegard-Fasten teil und unterzog mich dem Aderlass und der Schröpftherapie. Danach ging ich zur Kontrolluntersuchung zu meinem bisherigen Augenarzt. Er konnte gar nicht fassen, dass mein Augeninnendruck normal war, und gratulierte mir von ganzem Herzen zu diesem Erfolg.

5. Diabetische Retinopathie beider Augen

Weil ich an diabetischer Retinopathie litt, wurde an meinen beiden Augen erst eine Laserbehandlung und dann eine Vitrektomie durchgeführt. Kurze Zeit später bluteten die Augen wieder zu und ich war nahezu blind. Erst nach vier Monaten hellte das linke Auge wieder auf und die Augenärztin entdeckte eine Vernarbung darin. Eine Gliazelle drohte die Retina zu zerreißen. Weitere Operationen am linken Auge folgten, aber auch immer wieder Blutungen, die sich erst nach Monaten zurückbildeten. Ich sah mich gezwungen, eine Augenlinsenoperation an beiden Augen vornehmen zu lassen. Kurz darauf bluteten die Augen wieder zu. Ich bin jetzt offiziell blind und bekomme Blindengeld. Nach mehreren Monaten begann sich das linke Auge wieder aufzuhellen, während das rechte Auge weiterhin blind blieb. In dieser Zeit hörte ich eine Buchkassette von der westdeutschen Blinden-Hörbücherei: *Die Edelstein-Medizin der heiligen Hildegard von Bingen*. So wurde ich auf die Behandlung mit Goldtopaswein aufmerksam. Nachdem ich die Kur mit Goldtopaswein drei Monate lang gemacht hatte, merkte ich, dass ich unter meinem elektronischen Lesegerät auch mit dem rechten Auge wieder lesen konnte. Nach weiteren drei Monaten konnte ich mit beiden Augen wieder klar sehen. Nachts sehe ich am sternenklaren Himmel sogar einen Hauch der Milchstraße.

Der Goldtopaswein hat sich bei vielen Patienten mit beginnendem Grauem und Grünem Star so erfolgreich bewährt, dass er in der Hildegard-Heilkunde als Standardtherapie eingesetzt wird, und zwar sowohl bei den ersten Anzeichen von Grauem und Grünem Star als auch bei schweren, scheinbar unheilbaren Erkrankungen.

21 Perlen

Mineralogie

In Hildegards Edelsteinbuch werden auch Edelsteine erwähnt, die gar keine sind, zum Beispiel die Perlen und die Flussperlen. Beiden ist jeweils ein eigenes Kapitel gewidmet. Die Meeresperlen werden unter der Überschrift »de Berlin« beschrieben, die Fluss- oder Süßwasserperlen im Kapitel »de Margaritae«.

Aus dem Text geht eindeutig hervor, dass Salzwasserperlen ihre Existenz dem Meer verdanken und in Meeresmuscheln von der Art der Austern wachsen: »Die Perlen entstehen aus gewissen Muscheltieren, die im Meer und in gewissen großen Flüssen liegen, sie halten sich auf dem Grund auf und suchen dort ihre Nahrung … und von dem Unrat, den sie in sich aufnehmen, ballen sich gewisse Perlen zusammen und sie sind giftig … andere halten sich in der Mitte der Flüsse auf, wo das Wasser rein ist, und dort ziehen sie weniger Unrat in sich hinein und haben auch nur wenig Gift in sich. Diese Perlen sind heller. Dennoch haben sie fast keinen Nutzen in der Heilkunde, weil sie dem Menschen mehr Krankheit als Gesundheit bringen. Wenn sie ein Mensch in den Mund nähme, würde er davon so krank, als ob er Gift nähme. Und wenn er sie auf der Haut trägt, sodass sie davon warm werden, der zieht das Gift in sich hinein und würde davon krank werden.«

Mit »Berlin«, das sich in dem deutschen Wort Berle (= Perle) wieder findet, bezeichnet Hildegard eindeutig in Meeresmuscheln wachsende Perlen. Diese Perlen werden heute in Asien im Süßwasser gezüchtet und ihre Schönheit steht den echten Perlen in nichts nach. Bemerkenswert ist Hildegards Hinweis auf die Entstehung der Perlen: Sie bilden sich in Muscheltieren, und zwar aus dem Unrat, den diese aufnehmen. Erst im letzten Jahrhundert erkannte man, dass Muscheln erst eine Perle bilden, nachdem sie einen Fremdkörper aufgenommen haben. Dieser Fremdkörper führt zu einer Reizung oder permanenten Entzündung ihres Gewebes, und die Muschel möchte den Fremdkörper loswerden, indem sie ihn mit Perlmuttmasse und einer organischen Substanz, dem Conchyn, überzieht.

Chemische Zusammensetzung und Härte

Perlen bestehen aus kohlensaurem Calciumcarbonat, auch Aragonit genannt, und Conchyn. Sie haben die Ritzhärte 3 bis 4.

Lagerstätten und Fundorte

Echte Perlen hatten früher einen höheren Wert als Edelsteine, weil sie von Perlenfischern in waghalsigen Tauchmanövern aus dem Meer gefischt wurden. Daher sagte man, dass an jeder prachtvollen Perle das Leben eines Tauchers hängt. Die Fundorte der Perlen, die heute meist künstlich gezüchtet werden, liegen in Australien, Japan, Nordamerika, im Pazifischen, Indischen und Atlantischen Ozean, im Persischen Golf, in der Südsee und im Roten Meer.

Geschichtliche Überlieferung

Wegen ihrer Schönheit, ihrer Seltenheit und ihrer Kostbarkeit wurden Perlen jahrtausendelang zu den Edelsteinen gezählt, obwohl sie natürlich keine Edelsteine sind. Schon die ägyptischen Pharaonen trugen Perlenketten. Sie betrachteten die Perlen als Botschafter ihrer Gottheiten. Bis ins 19. Jahrhundert war der Besitz kostbarer Perlen ein Privileg der reichen Adligen. Erst im letzten Jahrhundert entdeckten die Japaner, dass man Perlen züchten kann, indem man ein Sandkorn unter die Muschelschale legt. Heute werden Perlen in Japan und China in großen Mengen gezüchtet und sind für jedermann erschwinglich.

Anwendung

Ob es gut ist, Perlen zu tragen, darf nach dem, was bei Hildegard steht, bezweifelt werden. Der Umgang mit dem Reichtum der Welt ist und bleibt ein Problem, und die Gier nach teuren Perlen kann dazu führen, dass man am wahren, echten und glücklichen Leben vorbeigeht, wie Hildegard in ihrem psychotherapeutischen Buch betont.

22 Flussperlen

Mineralogie

Die Flussperlen tragen bei Hildegard den schönen griechischen Namen »Margariten«. Wie sie schreibt, wachsen diese Perlen im mineralienhaltigen Wasser bestimmter Flüsse: »Es gibt Flusswässer, die salzhaltig (mineralienhaltig) sind. In ihnen wachsen die Margariten. Denn durch ihren Mineraliengehalt sinkt das fettige organische Material dieser Flüsse in den Sand, sodass die Flüsse darüber gereinigt werden und sich das Fettige samt seinen salzhaltigen Mineralien zu Margariten zusammenballt. Die Margariten selbst sind rein.«

Chemische Zusammensetzung und Härte

Auch Flusswasserperlen bestehen aus kohlensaurem Calciumcarbonat ($CaCO_3$) und Conchyn. Sie haben die Ritzhärte 3 bis 4.

Lagerstätten und Fundorte

Berühmt sind die bayrischen und österreichischen Flusswasserperlen, die man in den alpinen Donauzuflüssen finden kann. Ansonsten werden auch Flusswasserperlen heute meist gezüchtet.

Formen und Aussehen

Flusswasserperlen werden einzeln oder als Ketten verwendet.

Anwendung

Um eine Wasserreinigung zu erzielen, werden Flusswasserperlen über Nacht ins Trinkwasser gelegt. Sie entfernen Verunreinigungen und verbessern auf diese Weise die Wasserqualität. Bei Fieber kann man das so präparierte Wasser über den Tag verteilt trinken. Darüber hinaus kennt Hildegard mehrere wirksame Fiebermittel, zum Beispiel das Himbeer-Galgantwasser bei Virusfieber und den Meisterwurzwein bei bakteriellem und hohem Fieber. Bei Kopfschmerzen legt man eine Kette aus Flusswasserperlen sonnenwarm über die Schläfen und bindet sie dort solange fest, bis die Kopfschmerzen verschwunden sind.

Patientenbericht

Kopfschmerzen
Wenn ich faste, leide ich meist unter vorübergehenden Kopfschmerzen, die mir die ersten drei Fastentage sehr schwer machen. Ich hatte fast schon die Lust am Fasten verloren, als ich die Vorzüge einer Flussperlenkette entdeckte. Bei den ersten Anzeichen von Unwohlsein legte ich mir die Perlenkette wie einen Indianerschmuck über den Kopf und konnte nach kurzer Zeit feststellen, dass die Perlen warm wurden und der Kopfschmerz vollständig verschwand. Seitdem trage ich diese Kette oft, denn sie hilft mir bei allen möglichen Gelegenheiten gegen meine Kopfschmerzen.

23 Gold

Mineralogie

In der Natur kommt Gold so gut wie nie rein vor, sondern fast immer zusammen mit Silber (Berggold), Kupfer oder Palladium. Je nach Beimischung entsteht härteres Rotgold, Gelbgold oder Weißgold. Goldkristalle mit kubischem Kristallgitter sind selten. Meist findet man Gold in Form von Nuggets, Klumpen oder Körnchen.

Gold entsteht primär als so genanntes Berggold fast ausschließlich postmagmatisch, also nach dem Abkühlen des vulkanischen Magma in deren Quergängen und Hohlräumen. Sekundär reichert es sich nach Verwitterung des vulkanischen Urgesteins, in dem es entstanden ist, als so genanntes »Seifengold« in Flussbetten an. Dieses Flussgold ist besonders rein, weil sein Silberanteil weitgehend herausgelöst ist. Es wird bevorzugt in der Hildegard-Heilkunde eingesetzt, wobei die geringen Anteile von Quarz oder anderen Spurenelementen, die es enthalten kann, seine Heilwirkung unterstützen. Hoch reines Elektrolytgold hat keine natürlichen Heilkräfte und wird in der Hildegard-Heilkunde nicht empfohlen.

Chemische Zusammensetzung und Härte

Reines Gold besteht nur aus dem Element Gold (Au) und ist mit einer Härte von 2,5 bis 3 sehr weich. Die Reinheit von Edelmetallen wird in Karat angegeben, und zwar bezogen auf 24 Teile. Reines Feingold hat 24 Karat.

Lagerstätten und Fundorte

Pro Jahr werden auf der ganzen Welt etwa tausend Tonnen Gold gefördert. Das größte Goldlager der Welt befindet sich am Wiwaterstrand in Südafrika. Von hier kommen 40 Prozent der Weltproduktion. Weitere wichtige Fundorte liegen in Australien (Kalgoorie und Arnhemland), in Kalifornien (Mother Lode), Colorado und Nevada (Cripple Creek), in Kanada (British Columbia), in Indien (Kolarfeld, Mysore), im Ural (Berezovkij), in Sibirien (Darasun), Rumänien (Siebenbürgen), Neu Guinea und Alaska. Die mitteleuropäischen Vorkommen in den Tauern, im Fichtelgebirge (Brandholz und Goldkronach) und im Thüringischen Schiefergebirge sind erschöpft.

Aus Flüssen wird Flussgold gewonnen, zum Beispiel das »Rheingold« aus dem Rhein. Flussgold findet man in der Donau und im Schwarzachtal in Thüringen sowie in Finnland, Australien, den USA und Russland.

Geschichtliche Überlieferung

Alle Hochkulturen der Welt schätzten das Gold wegen seiner Kostbarkeit und seiner übernatürlichen Eigenschaften. Es wurde mit der Sonnenkraft in Verbindung gebracht und zur Darstellung der Sonne ebenso verwendet wie als Symbol des göttlichen Lichtes und der Götter selbst. Im alten Ägypten bezeichnete man das Gold als »Haut der Götter«.

Auch in der Ikonenmalerei und in der religiösen Malerei des Mittelalters steht das Gold für die Anwesenheit Gottes. Und wenn der Mensch mit seinen Kräften am Ende ist, so glaubte man, ermöglicht ihm das Gold die Aufnahme unendlicher göttlicher Kräfte.

Formen und Aussehen

In der Hildegard-Heilkunde wird Naturgoldpulver und Barrengold verwendet. Gold verstärkt die Wirkung aller Edelsteine, wenn diese in Gold gefasst getragen werden.

Anwendung

1. Allergien, Magenfieber, Magenschleimhautentzündungen, Hautausschläge, Rheuma und Verschleimungen, Arzneimittelallergien, Arzneimittelnebenwirkungen, Schäden durch Antibiotika

Durch die Einnahme von Schmerzmitteln, Antibiotika oder Cortison kommt es sehr häufig zu Magenschleimhautentzündungen und zu einer Infektion mit Helicobacter pylori. Diese Infektion kann schwere Folgeerkrankungen nach sich ziehen, unter anderem Gastritis und Magenkrebs.

Bringen Sie einen Viertelliter Wein mit einem vergoldeten Reisetauchsieder zum Kochen. Trinken Sie diesen Wein schluckweise, solange er noch warm ist. Den Reisetauchsieder können Sie sich vom Juwelier vergolden lassen. Noch einfacher ist es, ein Goldstück auf einer Herdplatte zu erhitzen und es dann in dem Wein abkühlen zu lassen.

Dieses Mittel, oft warm getrunken, hilft auch gegen Rheumaschübe und Allergien, die durch eine Infektion im Magen/Darmbereich hervorgerufen wurden. Solche künstlich ausgelösten Allergie- und Rheumaschübe müssen nicht unbedingt als Hautkrankheit auftreten, aber fast alle Hautkrankheiten werden durch ähnliche Zustände ausgelöst.

Das so genannte Magenfieber muss keineswegs dem Fieber entsprechen, das mit einer messbaren Temperaturerhöhung einhergeht.

2. Zur Umstimmung bei sämtlichen Autoimmunerkrankungen, besonders bei Rheuma, Polyarthritis und ähnlichen, nach Ansicht der Schulmedizin unheilbaren Krankheiten
Man mischt 1,2 Gramm reines Naturgoldpulver (Flussgold, fein verteilt) mit zwei Esslöffeln (Dinkel-) Mehl und knetet das Ganze mit etwas Wasser zu einem Teig, den man in zwei Teile teilt. Die erste Hälfte nimmt man »roh« zu sich, und zwar morgens nüchtern vor dem Frühstück. Die zweite Hälfte wird zu einem Keks gebacken und am zweiten Tag ebenfalls nüchtern gegessen. Das fein verteilte Gold bleibt im Darm liegen und wird erst nach Monaten vollständig ausgeschieden. Das Goldpulver hat eine ordnende Wirkung auf die Darmflora und eine beruhigende Wirkung auf das Immunsystem, ohne den Körper auch nur im Geringsten zu schädigen. Metallisches Gold löst sich nur in Königswasser und kann vom Körper nicht aufgenommen werden. In diesem Punkt unterscheidet sich die Hildegardische Goldkur von der schulmedizinischen Goldtherapie, bei der körperlösliches Goldsalz eingesetzt wird, das lebensgefährliche Nebenwirkungen haben kann.

Besonders bei schweren Rheumaschmerzen hilft die Goldkur innerhalb kürzester Zeit und kann nach sechs Monaten bis zu einem Jahr wiederholt werden. Die Erfolge, die man damit erzielt, sind erstaunlich, besonders wenn die Goldkur mit dem Hildegardschen Aderlass und dem Wasserlinsentrank zur Säftereinigung kombiniert wird.

Patientenberichte

1. Polyarthritis
Ich litt bereits seit zwölf Jahren an einer durch Stress, Überbelastung und Raubbau ausgelösten Polyarthritis mit Schmerzen in den Fingergelenken, den Ellbogen, Schultern, Hüften, Knien und Füßen sowie an einer Gastritis. Die üblichen

Schmerzmittel (Diclofenac, Goldspritzen, Cortison und MTX) konnte ich wegen ihrer Nebenwirkungen nicht vertragen. Die schulmedizinische Therapie, auch in Rheumakliniken, hatte nicht den gewünschten Erfolg, ganz im Gegenteil: Mein Zustand wurde immer bedrohlicher. In dieser verzweifelten Situation sagte ich mir: Entweder du stirbst gleich oder du machst jetzt eine Hildegard-Rheumakur. Ich begann mit der Goldkur. Schon nach wenigen Wochen ließen die Schmerzen nach und ich konnte die schulmedizinischen Präparate allmählich reduzieren. Zusätzlich ließ ich den Hildegardische Aderlass und das Schröpfen durchführen und machte die Quittenkur. Gegen die Schmerzen halfen mir Wermutsalbe, Krauseminzenelixier und der Chrysopras, den ich auf die Gelenke auflegte. Mittlerweile brauche ich keine schulmedizinischen Medikamente mehr. Ich habe wieder Freude am Leben und bin seit fünf Jahren schmerzfrei.

2. Arthritis

Ich hatte Arthritis am linken Knie, was mich in meiner Arbeit als Gärtner erheblich einschränkte. Die schulmedizinische Schmerztherapie hatte nicht den gewünschten Erfolg, sodass ich nach drei Monaten immer noch an dieser Arthritis litt. Außerdem hatte ich mir in der Zwischenzeit eine Ischialgie zugezogen. Das bedeutete starke Schmerzen im ganzen Rücken, die bis in die Füße ausstrahlten. In diesem Zustand begann ich mit der Hildegardschen Goldkur und rieb das Knie und den Ischias regelmäßig mit Wermutsalbe ein. Schon nach wenigen Tagen ließen die Schmerzen deutlich nach. Die Hildegardtherapie wirkte wahre Wunder und nach einem Monat war beides verschwunden: die Arthritis und die Ischialgie.

3. Polyneuropathie/Trigeminusneuralgie

Ich bin 44 Jahre alt und reite seit meinem neunten Lebensjahr leidenschaftlich gern, bis ich nach dem Verlust beider

Eltern starke Herz-Kreislaufstörungen bekam: Herzvorhofflimmern, Rhythmusstörungen und Ohnmachtsanfälle. Bei einem Ausritt verlor ich das Bewusstsein, fiel vom Pferd und bin seitdem nie wieder geritten. Nach einer Unterleibsoperation litt ich zusätzlich unter schwerem Muskelrheuma und Trigeminusschmerzen. Gegen die Herzrhythmusstörungen wurde ich mit Elektroschocks behandelt, allerdings ohne jeden Erfolg. Da begann ich mit dem Hildegard-Fasten. Nachdem ich mich noch einem Hildegardschen Aderlass unterzogen und eine Goldkur gemacht hatte, verschwanden die Trigeminusschmerzen, und auch das Rheuma ist seither so erträglich, dass ich keine Schmerzmittel mehr brauche.

4. Virusgrippe

Ich leide schon seit vielen Jahren immer wieder an Grippeerkrankungen, die mich regelmäßig in der kalten Jahreszeit zwischen November und Februar plagen. Außerdem leide ich unter Hüft- und Schulterschmerzen, die als entzündliches Gelenkrheuma diagnostiziert wurden. Seit ich mit der Hildegardtherapie begonnen habe und regelmäßig jeden Herbst eine Goldkur mache, leide ich nicht mehr an schweren Grippeinfektionen. Bei den ersten Anzeichen einer Grippe nehme ich sofort Pelargonienmischpulver und fange die Grippe damit schon im Vorfeld ab. Dass meine Gelenkschmerzen nicht mehr aufgetreten sind, führe ich auf die Goldkur zurück.

5. Autoaggressionskrankheiten

Ich hatte diverse Virusinfektionen, in deren Folge viele meiner Organe autoaggressiv geschädigt wurden: Prostatitis, Hepatitis, Pankreatitis, Sinusitis und Neurodermitis. Alle wurden schulmedizinisch als unheilbar eingestuft, weil weder die Behandlung mit Cortison noch die schulmedizinische Autoimmuntherapie den gewünschten Erfolg brachte. Durch die Behandlung mit Hildegard-Medikamenten wie Wasserlinsentrank, Bärwurz-Birnen-Honig und vor allem durch die Goldkur hat sich mein Zustand wesentlich verbessert. Ich brauche die schulmedizinischen Medikamente nicht mehr und meine Kiefer- und Stirnhöhlen sind auch wieder frei. Selbst meine Leberwerte sind wieder normal und die Haut ist auch wieder schön.

6. Polyarthritis, hochgradige Coxarthrose beider Hüften
Ich bin 55 Jahre alt und leide schon seit meinem zwölften Lebensjahr an Rheuma. Seit meinem 33. Lebensjahr sitze ich im Rollstuhl. Durch die ständigen Behandlungen mit Cortison hat sich die Knochenmasse so weit zurückgebildet, dass ich mir vor acht Jahren eine TEP in die rechte Hüfte einbauen lassen musste. Außerdem hatten 43 Jahre Cortison, Voltaren, Resorchin, MTX und die schulmedizinische Goldkur ihren Tribut gefordert: eine Leberentzündung und Gastritis. So kam ich in die Rehaklinik. Da ich als »Arzneimittelschreck« total ausgebrannt war, setzte man sofort sämtliche chemischen Mittel ab. Und es zeigte sich, dass einfache Mittel oft besser helfen als Chemie. Seit ich die Hildegardische Goldkur gemacht habe und die Gelenkmassagen mit Wermutsalbe vor dem Ulmenholzfeuer, habe ich keine Rheumaschmerzen mehr. Zusätzlich hat mir die Dinkelkost sehr geholfen.

Weitere Edelsteine

Einige bekannte Edelsteine, beispielsweise den Turmalin, den Türkis, den Granat, die Koralle, den Opal und den Lapislazuli, beschreibt Hildegard nicht, obwohl sie von anderen Heilern durchaus geschätzt und eingesetzt werden. Allerdings erwähnt Hildegard, dass es noch andere Steine gibt, wie Alabaster, Magnetit, Kalk, Marmor, Tuffstein, Sandstein und Wackersteine, und dass deren Heilkräfte unbedeutend sind, weil: »die übrigen Steine, die aus verschiedenen Erden entstehen, für Heilzwecke nicht viel taugen. Denn in ihnen ist zuviel Feuchte und zuwenig Trockenheit, sodass sie nicht ausgeglichen sind.«

Was Edelsteine heilkräftig macht, ist also die Ausgeglichenheit zwischen Hitze und Kälte, Trockenheit und Feuchte. Edelsteine sind nämlich aus Vulkanfeuer und Sedimentationsfeuchtigkeit entstanden und haben daher jene gewaltigen Kräfte, die für ihre erstaunlichen Heilerfolge verantwortlich sind.

Man kann mit Edelsteinen nur gute und nützliche Wirkungen erzielen, nichts Menschenfeindliches und Böses, keine Magie oder Zauberei. Die Natur der Edelsteine fordert nämlich Ehrenhaftigkeit und Respekt vor den Menschen. Edelsteine transformieren negative Risikofaktoren in positive spirituelle Energie. (Siehe dazu auch *Die Psychotherapie der Hildegard von Bingen.*)

Wie Hildegard berichtet, bediente sich ursprünglich der stärkste und schönste Lichtengel der Wirkung der Edelsteine, um Gottes Willen und seine Absichten in Erfahrung zu bringen. Doch weil Luzifer gegen Gott rebellierte, wurde er aus dem Himmel gestürzt und musste seinen Edelsteinschatz an die Menschen abtreten, denn Gott wollte »die Schmuck- und Heilwirkung dieser kostbaren Steine nicht untergehen lassen, sondern, dass sie für die Menschen segensreich als Heilmittel erhalten bleiben«.

Der Umgang mit Edelsteinen bringt Patienten und Therapeuten mehr als gewöhnlich mit bisher unbekannten kosmischen und spirituellen Heilkräften in Verbindung, weil Edelsteine aufgrund ihrer Materielosigkeit mehr als alle anderen Heilmittel in der Lage sind, unser seelisches und geistiges Kraftzentrum zu erreichen, um dort Heilung zu bewirken. Wer die Edelsteinmedizin mit der rechten Gesinnung und entsprechender Aufgeschlossenheit anwendet, gewinnt neues, bisher unbekanntes Wissen um die großen Zusammenhänge von Mensch und Natur.

Literatur

Edelstein-Literatur

Das Große Lexikon der Heilsteine, Düfte und Kräuter, Edition Methusalem, Neu-Ulm, 2000

Rudolf Börner: Welcher Stein ist das?, Kosmos, Franckh'sche Verlagsbuchhandlung, Stuttgart, 1956

Brusius, Hedwig: *Edelsteine bringen Glück*, Ariston Verlag, Genf, 1975

Fühner, Hermann: *Lithoterhapie*, Haug Verlag, Heidelberg, 1956

Kourimsky, Jiri: *Welt der Mineralien in Farbe*. Bertelsmann Lexikon Verlag, Prag, 1977

Lüschen, Hans: *Die Namen der Steine*, Ott Verlag, Thun, 1979

Schupp, Kurt: *Handbuch für Juweliere*, Ernst Kessler, Idar-Oberstein, 1954

Stotz, Jo: *Kristalle, Edelsteine, Metalle*, Haldenhof Verlag, Heilbronn, 1951

Strunz, Hugo: *Die Mineralogie bei Albertus Magnus*, Acta Albertina (Regensburger Naturwissenschaften), Bd. 20, 1951/52, Seite 19–39

–: Mineralogische Tabellen, Akad. Verlagsgesellschaft, Leipzig 1966

Lateinische Ausgaben der Hildegard-Werke

Das medizinisch-naturkundliche Werk »Liber Subtilitatum Diversarum Naturarum Creaturarum«, bestehend aus den beiden Teilen

»Liber Compositae Medicinae«, Paul Kaier: *Hildegardis Causae et Curae (CC); Lipsiae*, B. G. Teubner, 1903; Nachdruck: Basler Hildegard-Gesellschaft, Basel, 1980, und

»Liber Simplicis Medicinae« (Physica), J. P. Migne: *Parrologia Latina (PL)*; Tomus 197, Paris, 1855; Nachdruck: Basler Hildegard-Gesellschaft, Basel, 1982,

sowie die Trilogie

»Liber Scivias«, Adelgundis Führkötter: *Hildegardis Scivias; Corpus Christianorum*, Brepols, 1978,

»Liber Vita Meritorum«, J. P. Card. Pitra: *Analecta Sanctae Hildegardis*, Tomus 8, Typis Sacri Montis Casinensis, Paris, 1882,

»Liber Divinorum Operum (LDO)«, A. Derolez, P. Dronke: *Corpus Christianorum*, Brepols, Turnholti, 1996.

Deutsche Ausgaben der Hildegard-Werke
Böckeler, Maura: *Wisse die Wege (Scivias)*, Otto Müller Verlag, Salzburg, 1975
Riethe, Peter: *Heilmittel*, Übersetzung der Physica, Otto Müller Verlag, Salzburg, verschiedene Erscheinungsjahre für die Bände:
1. Das Buch von den Vögeln
2. Das Buch von den Steinen
3. Das Buch von den Fischen
4. Das Buch von den Tieren
5. Das Buch von den Bäumen
6. Von den Elementen, von den Metallen
Schipperges, Heinrich: *Welt und Mensch (LDO)*, Otto Müller Verlag, Salzburg, 1965
Schipperges, Heinrich: *Der Mensch in der Verantwortung (Vita Meritorum)*, Otto Müller Verlag, Salzburg, 1972
Schulz, Hugo: *Ursachen und Behandlung der Krankheiten*, München, 1933; Nachdruck: 3. Aufl., Basler Hildegard-Gesellschaft, Basel, 1982 (vergriffen!)
Storch Walburga: *Scivias*, vollständige Übersetzung, Pattloch Verlag, München, 1991
Storch, Walburga: *Im Feuer der Taube. Die Briefe*, Pattloch Verlag, München, 1997

Hildegard – Biographien
Forster, Edeltraud (Hg.): *Hildegard von Bingen zum 900. Geburtstag*, Herder Verlag, Freiburg, 1998
Führkötter, Adelgundis: *Das Leben der heiligen Hildegard von Bingen*, Otto Müller Verlag, Salzburg, 1980
Gronau, Eduard: *Hildegard von Bingen*, Christiana Verlag, Stein am Rhein, 1985
Pernoud, Regine: *Hildegard von Bingen*, Herder Verlag, Freiburg, 1996

Hildegard-Medizin
Hertzka, Gottfried: *So heilt Gott*, Christiana Verlag, Stein am Rhein, 2003
Hertzka, Gottfried und Strehlow, Wighard: *Große Hildegard-Apotheke*, Christiana Verlag, Stein am Rhein, 2003
Strehlow, Wighard: *Einführung in die Hildegard-Medizin*, Lüchow Verlag, Stuttgart, 2004
Strehlow, Wighard: *Die klassische Hildegard-Heilkunde – das Gesundheitsprogramm*:

Magen- und Darmleiden
Herzerkrankungen und Kreislauferkrankungen
Krebs und Abwehrschwäche
Rheuma und Gicht
Hautkrankheiten
Frauenheilkunde (alle im Strehlow Verlag, Allensbach, erhältlich)

Strehlow, Wighard: *Die Ernährungstherapie der Hildegard von Bingen, Rezepte, Kuren, Diäten*, Lüchow Verlag, Stuttgart, 2003

Strehlow, Wighard: *Hildegard-Heilkunde von A-Z*, Droemer Knaur Verlag, München, 2000

Strehlow, Wighard: *Hildegard-Medizin für alle Tage*, Droemer Knaur Verlag, München, 2001

Strehlow, Wighard: *Das Hildegard von Bingen Kochbuch*, Heyne Verlag, München, 9. Auflage, 2002

Strehlow, Wighard: *Das Gesundheitsprogramm – Altes Heilwissen für die Krankheiten von heute*, Droemer Knaur Verlag, München, 2004

Strehlow, Wighard: *Lebensweisheiten der heiligen Hildegard*, Kanisius Verlag (nur im Strehlow Verlag, Allensbach, erhältlich)
In der Reihe sind bisher erschienen:
1. Die Kunst des Alterns
2. Maß und Maßlosigkeit
3. Durchbruch zur Liebe
4. Freuden und Leidenschaften des Alters
5. Heil, Heilung, Heilig
6. Über die Wut im Bauch

Strehlow, Wighard: *Die Psychotherapie der Hildegard von Bingen – Heilen mit der Kraft der Seele*, Lüchow Verlag, Stuttgart, 2004

Strehlow, Wighard: *Hildegard of Bingen's Spiritual Remedies*, Healing Arts Press, Rochester, Vermont

Strehlow, Wighard: *La guerison du corp et l'esprit*, Editions Dangles, Saint-Jean-De-Braye, France

Weitere Hildegard-Literatur

Marianne Schrader und Adelgundis Führkötter: *Die Echtheit des Schrifttums der heiligen Hildegard von Bingen, Quellenkritische Untersuchungen*, Böhlau Verlag, Köln/Graz, 1959

Weitere Literatur

Chemiewerk Homburg / Degussa: *Edelsteine in der Medizin*, Frankfurt, 1968

Eduard Gronau: *Franz Schubert – Musik zwischen Himmel und Abgrund*, Strehlow Verlag, Allensbach, 1993
Marbod : *Poème des pierres précieuses*, Jerome Millon, Grenoble, 1996
H. J. Rösler: *Lehrbuch der Mineralogie*, Deutscher Verlag für Grundstoffindustrie, Leipzig,1988
Wighard Strehlow: *Wüstentanz – Australien spirituell erleben*, Strehlow Verlag, Allensbach, 2. Auflage, 1997

Bezugsquellen

Edelsteine

P & J Naturprodukte, Karin Strehlow, Strandweg 1, 78476 Allensbach, Tel: 0 75 33 / 74 33, Fax: 0 75 33 / 74 79 www.hildegard-naturkosmetik.com

Schleiferstüble, E. Mehl, Wessenbergstraße 31, 78462 Konstanz, Tel. 0 75 31 / 2 28 13

Dietlinde van der Zalm, Hochstraße 6, 65558 Isselbach-Ruppenrod, Tel. 0 64 39 / 10 69

Hildegard- und Dinkel-Produkte

P & J Naturprodukte, Karin Strehlow, Strandweg 1, 78476 Allensbach, Tel: 0 75 33 / 74 33, Fax: 0 75 33 / 74 79

JURA-Naturheilmittel KG, Wolfgang Gollwitzer, Nestgasse 2–6, 78464 Konstanz, Tel. 0 75 31 / 3 10 05

Stadtmühle Geisingen, Egon Binz, Mühlenweg 11, 78187 Geisingen, Tel. 0 77 04 / 92 41-0; Filiale Konstanz: Theodor-Heuss-Str. 36, 78467 Konstanz, Tel. 0 75 31 / 5 16 77

s'Geisariedler Lädele, Rosenweg 2, 87616 Marktoberdorf-Geisenried, Tel. 0 83 42 / 21 15 oder 53 98

Dachsfellgürtel und Dachsfellschuhe

Schuhmacherei Pollak, Rosenweg 3, 78315 Radolfzell-Liggeringen, Tel. 0 77 32 / 17 52

Dinkelspelzunterbetten, Dinkelspelzsteppdecken, Dinkelspelzkopfkissen

Waltraud Daum, Rechenauer Str. 95, 83022 Rosenheim, Tel 0 80 31 / 8 69 72

Edelkastanienhölzer, Spazierstöcke, Greiflinge

Rebholz KG, Pommernweg 5, 71720 Oberstenfeld, Tel. 0 70 62 / 55 35

Biologischer Weinbau

Willy Frey, Rüstlinberg 5, 79112 Freiburg-Tiengen, Tel. 0 76 64 / 22 23

Weinbau und Weinkellerei Georg Pfisterer, Landstraße 78, 69198 Schriesheim, Tel. 0 62 03 / 6 12 88

Hotel Sponheimer Hof, Fam. Heinz Schütz, Sponheimer Straße 19–23, 56850 Enkirch/Mosel, Tel. 0 65 41 / 66 28 oder 42 04

Ökologisch gebrautes Dinkelbier

Riedenburger Brauhaus, Michael Krieger KG, 93339 Riedenburg/Altmühltal (gebraut in der Tradition der Benediktinerabtei Plankstetten)

Kräuter und Gewürze

Gärtnerei Bornträger und Schlemmer, 67591 Offstein, Telefon 0 62 43 / 70 79

Adressen

Deutschland

Hildegard-Zentrum Bodensee, Dr. Wighard Strehlow, Hildegard-Praxis, Strandweg 1, 78476 Allensbach am Bodensee, Telefon 0 75 33/74 33, Fax 0 75 33/74 79, www.hildegardmed.com und www.st-hildegard.com

Österreich

Helmut Posch, Weinbergweg, A-4800 St. Georgen/Attergau, Tel. 00 43 / 76 67 / 63 61-0

Schweiz

Hildegard-Vertriebs AG, Aeschenvorstadt 24, CH-4010 Basel, Telefon 00 41 / 61 / 2 79 91 51

Förderkreis Hildegard von Bingen e.V.

Der »Förderkreis Hildegard von Bingen e.V.« wurde 1987 von Dr. Gottfried Hertzka gegründet mit dem Ziel, das Corpus Hildegardicum, das Gesamtwerk der heiligen Hildegard von Bingen, zu erforschen, anzuwenden und zu verbreiten. Hier liegen bisher noch nicht gehobene Schätze und viele bislang ungenutzte Möglichkeiten. Zum Beispiel könnte die Beschäftigung mit dem Werk der heiligen Hildegrad zu einer neuartigen Heilkunde führen, welche die komplizierte klinische Medizin mit der naturheilkundlichen Einfachheit und Ungiftigkeit verbindet. Darüber und über alles, was damit zusammenhängt, will Sie der »Förderkreis Hildegard von Bingen e.V.« informieren.

Der Förderkreis gibt viermal im Jahr den »Hildegard-Gesundheitsbrief« und ein- bis zweimal im Jahr die »Zeitschrift für alle Hildegard-Freunde« heraus.

Informationen über die Arbeit des Förderkreises erhalten Sie kostenlos vom

Förderkreis Hildegard von Bingen e.V., Schiffstraße 2, 78464 Konstanz und im Internet auf den Seiten: **www.st-hildegard.com** und **www.hildegardmed.com**

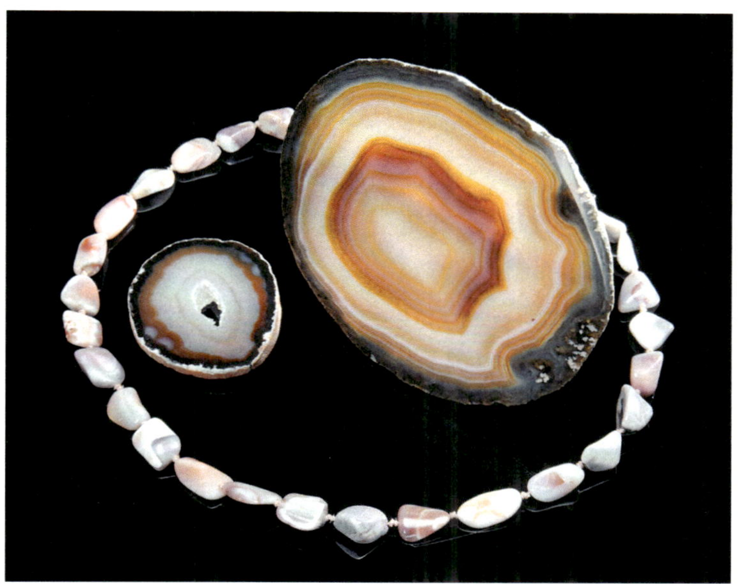

Achat

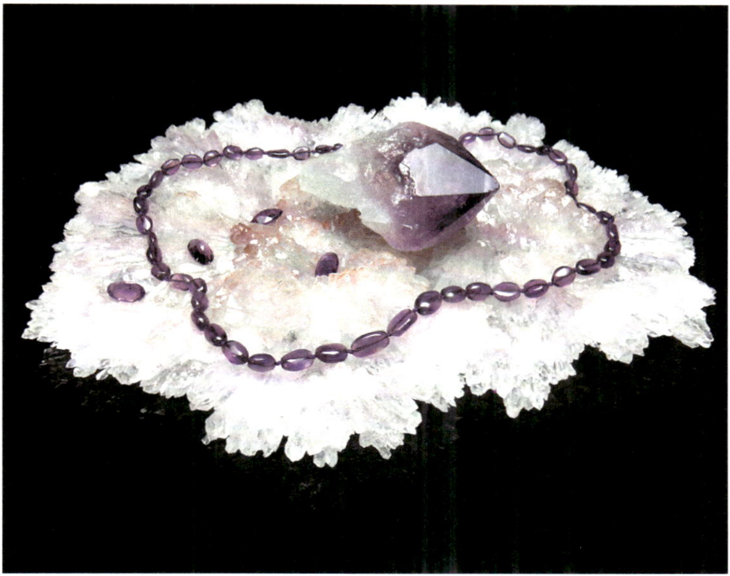

Amethyst

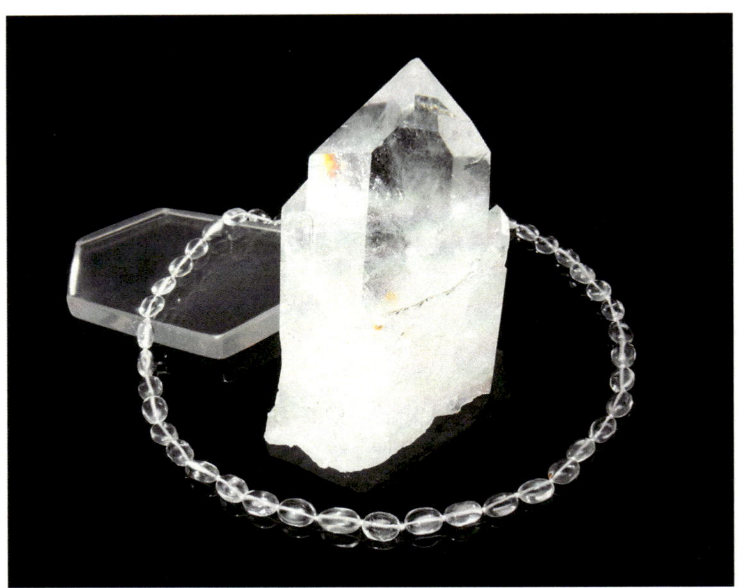

Bergkristall

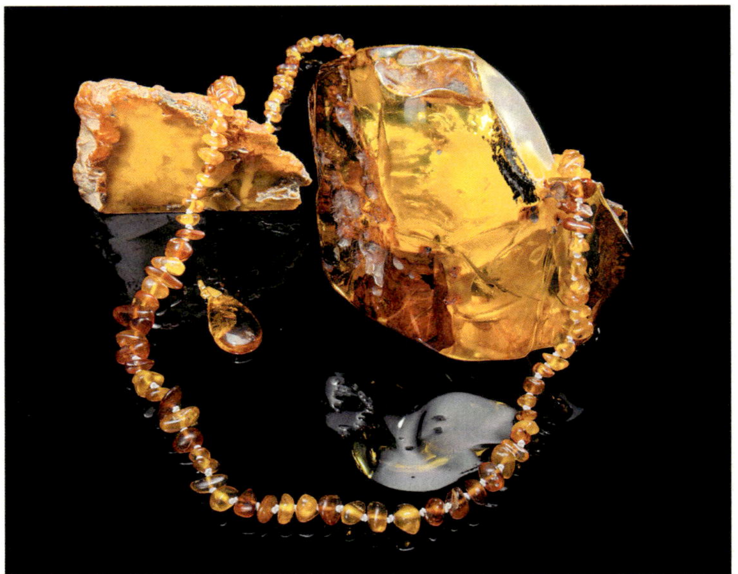

Bernstein

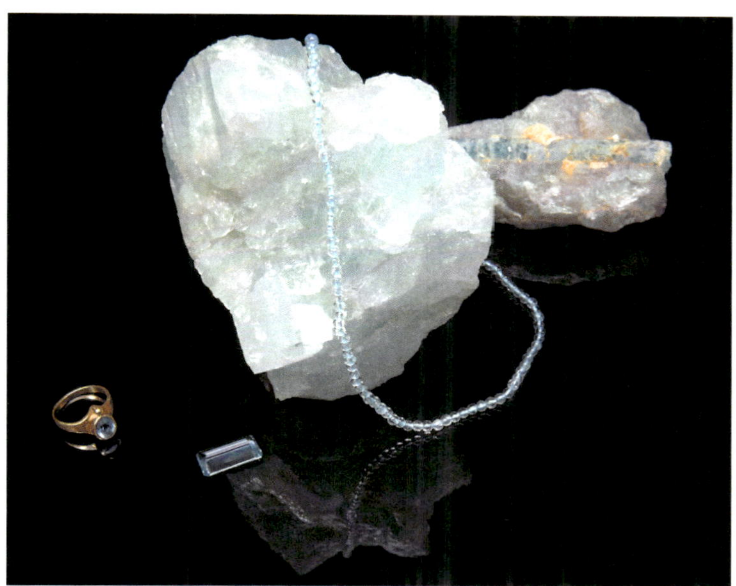

Beryll

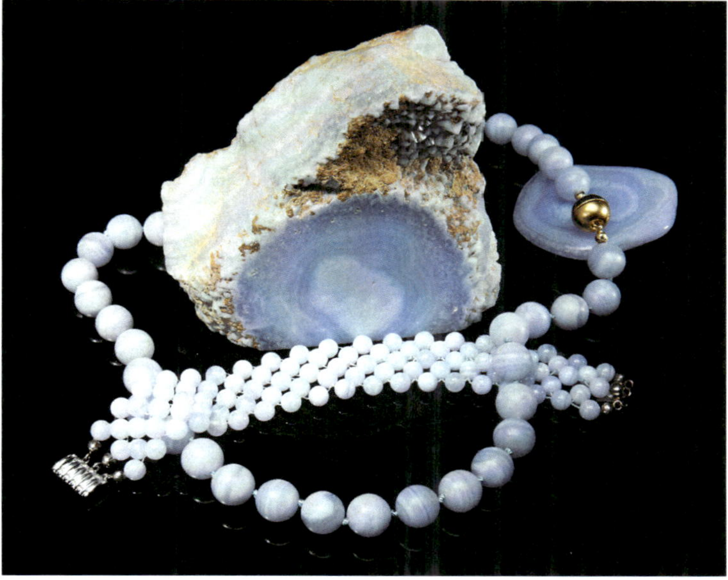

Chalzedon

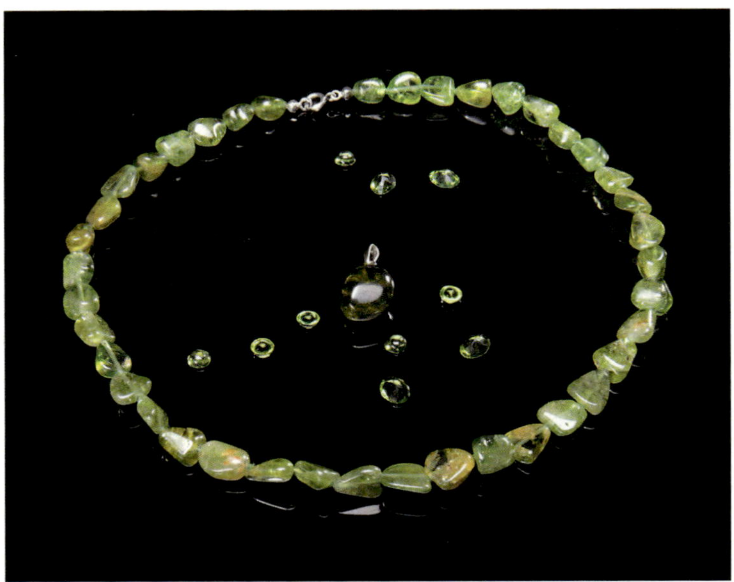

Chrysolith

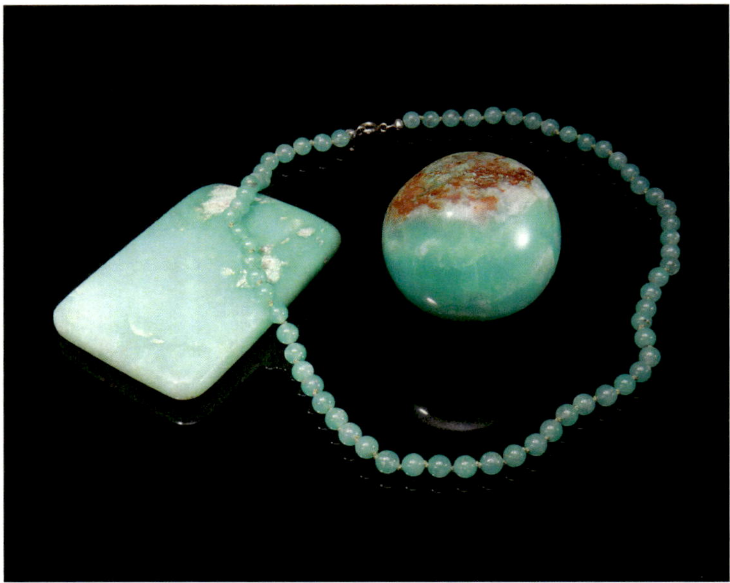

Chrysopras

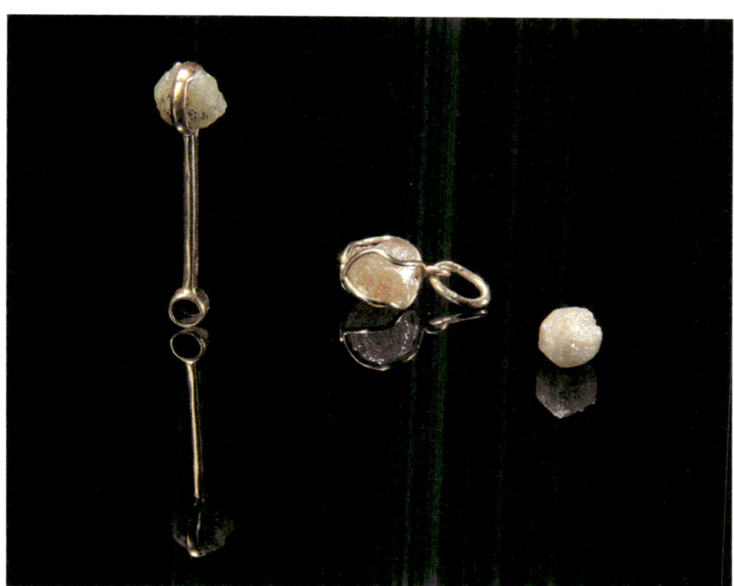

Diamant

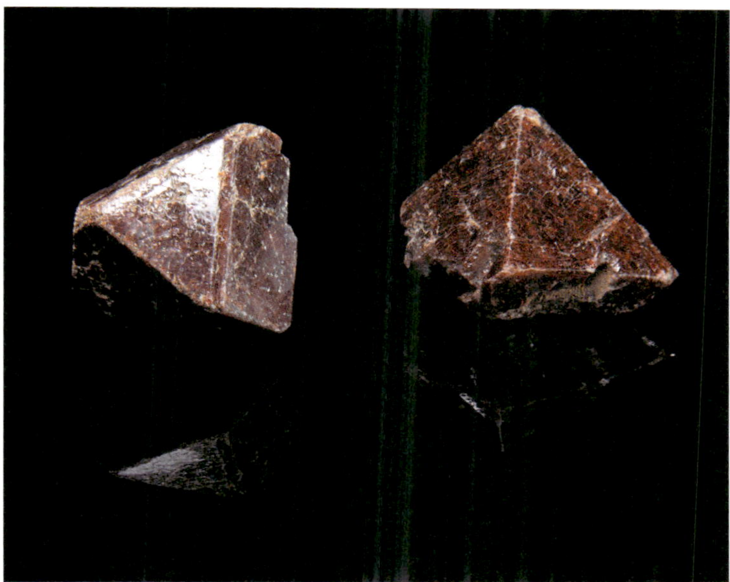

Hyazinth

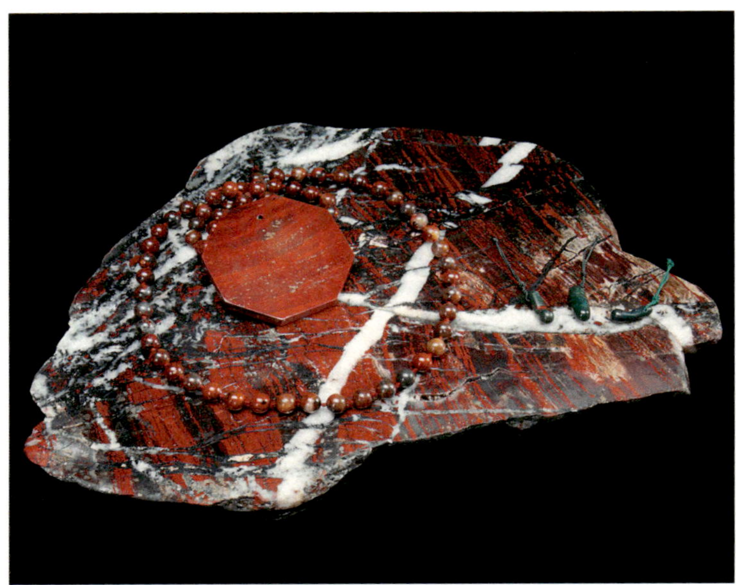

Jaspis

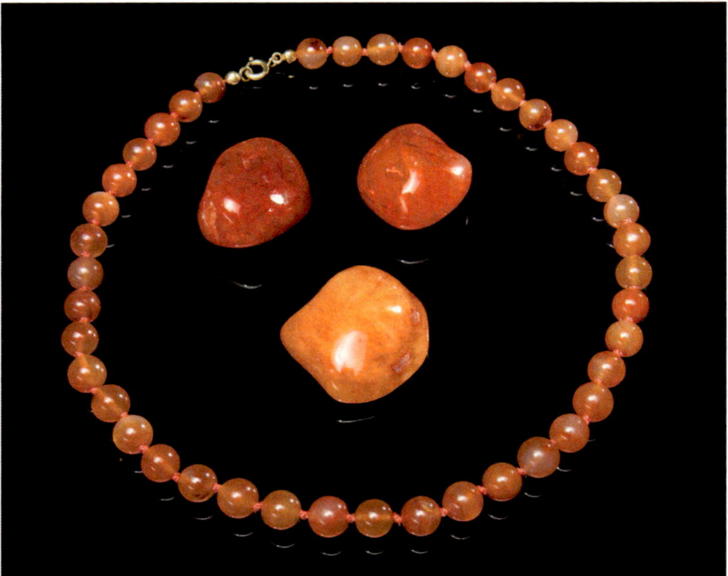

Karneol

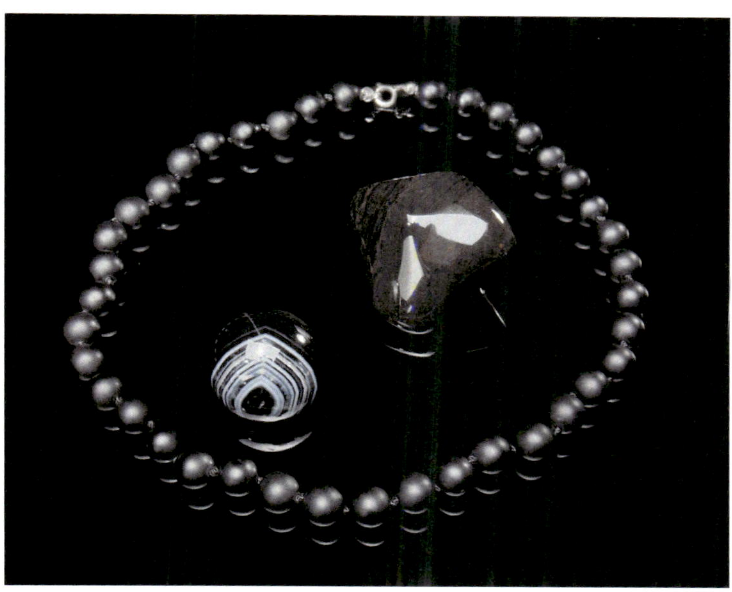

Onyx

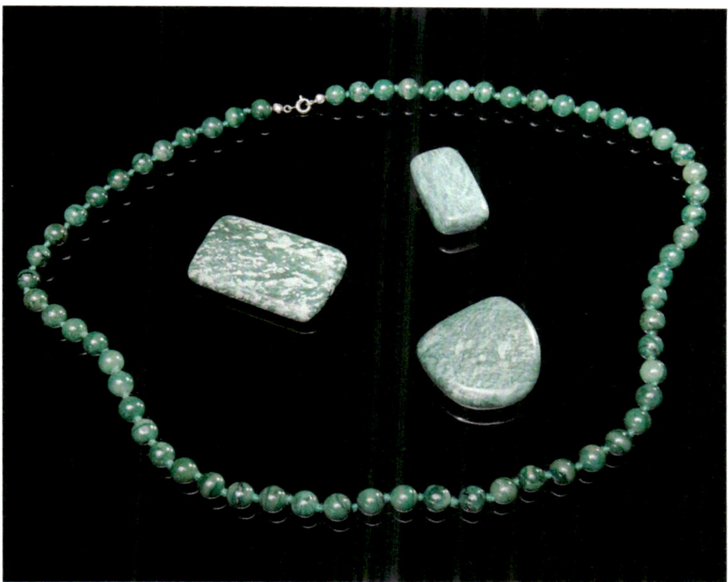

Prasem

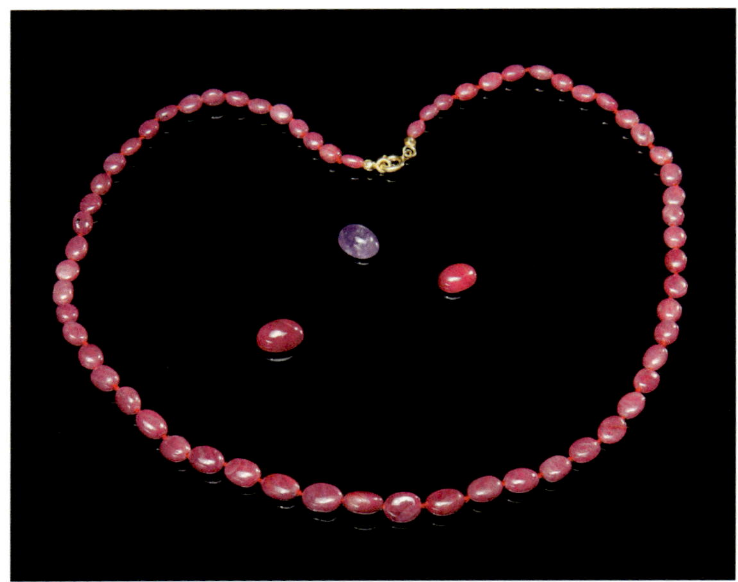

Rubin

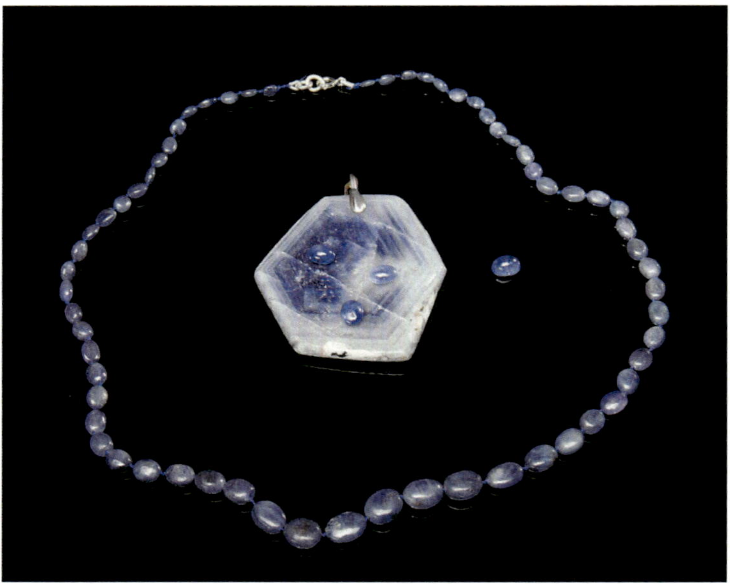

Safir

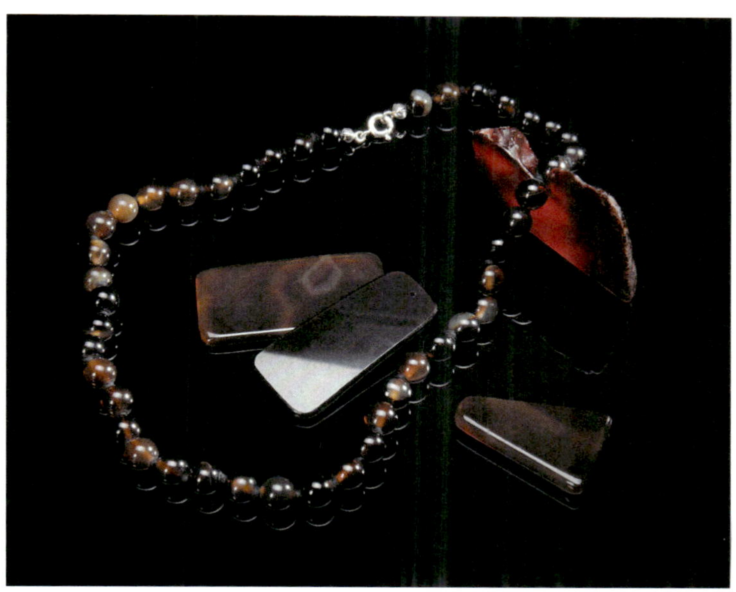

Sarder

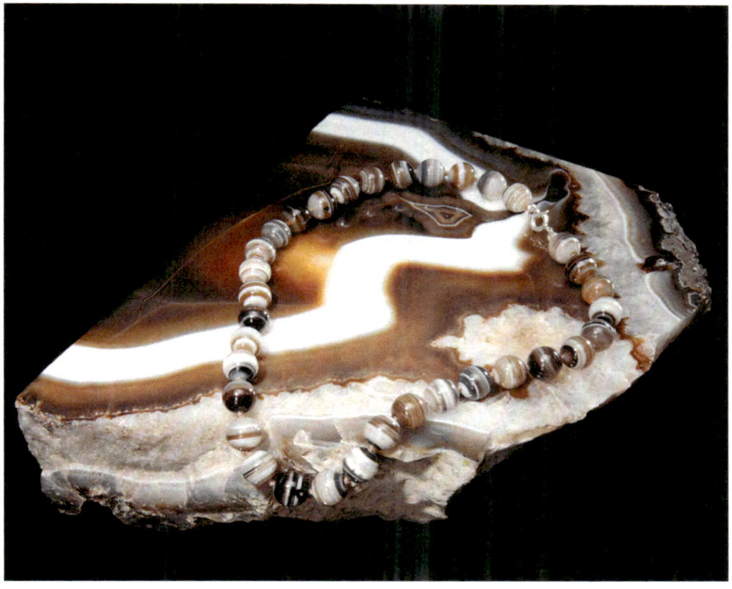

Sardonyx

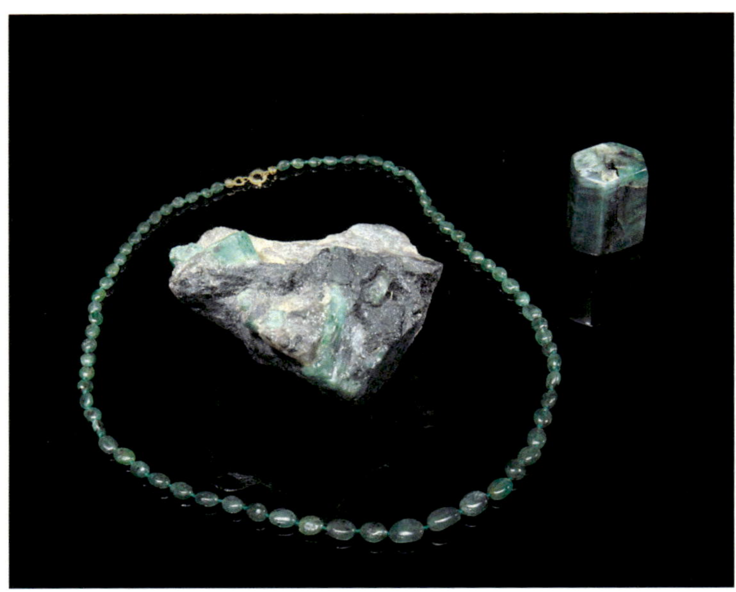

Smaragd

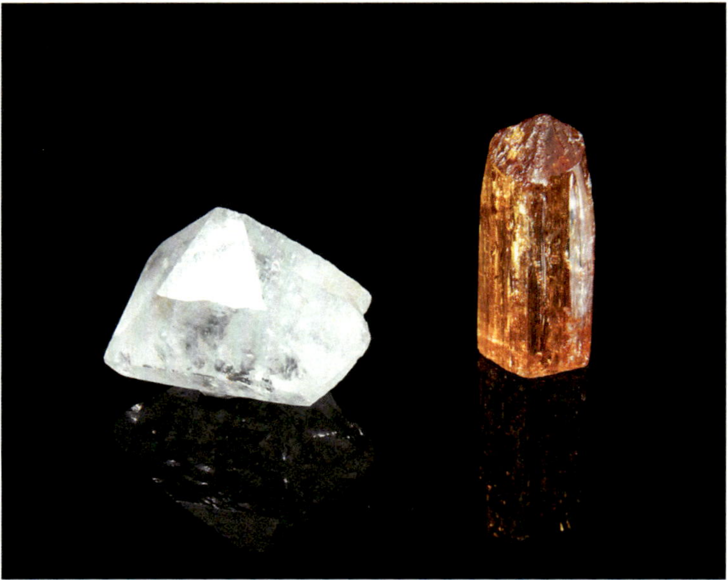

Silber und Gold Topas

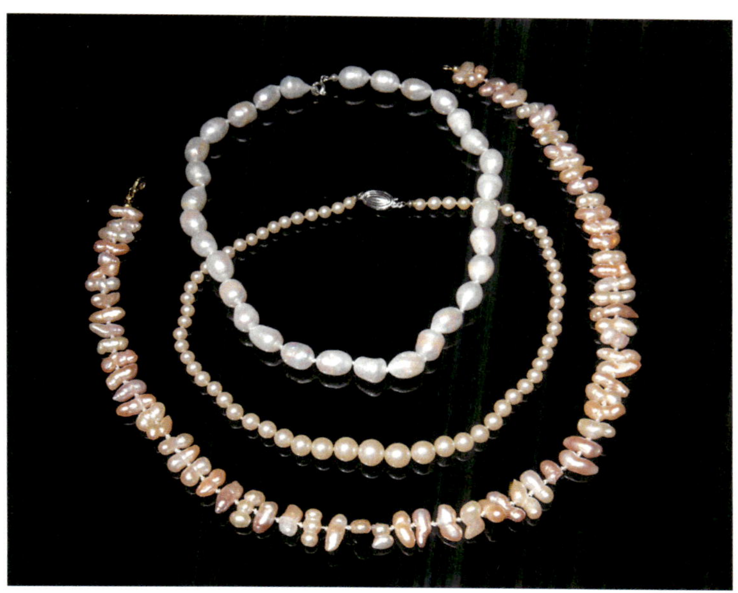

Perlen

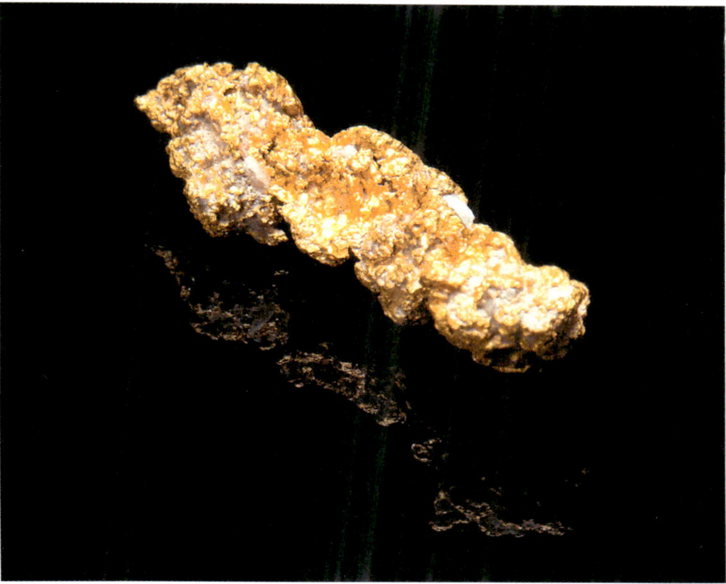

Gold

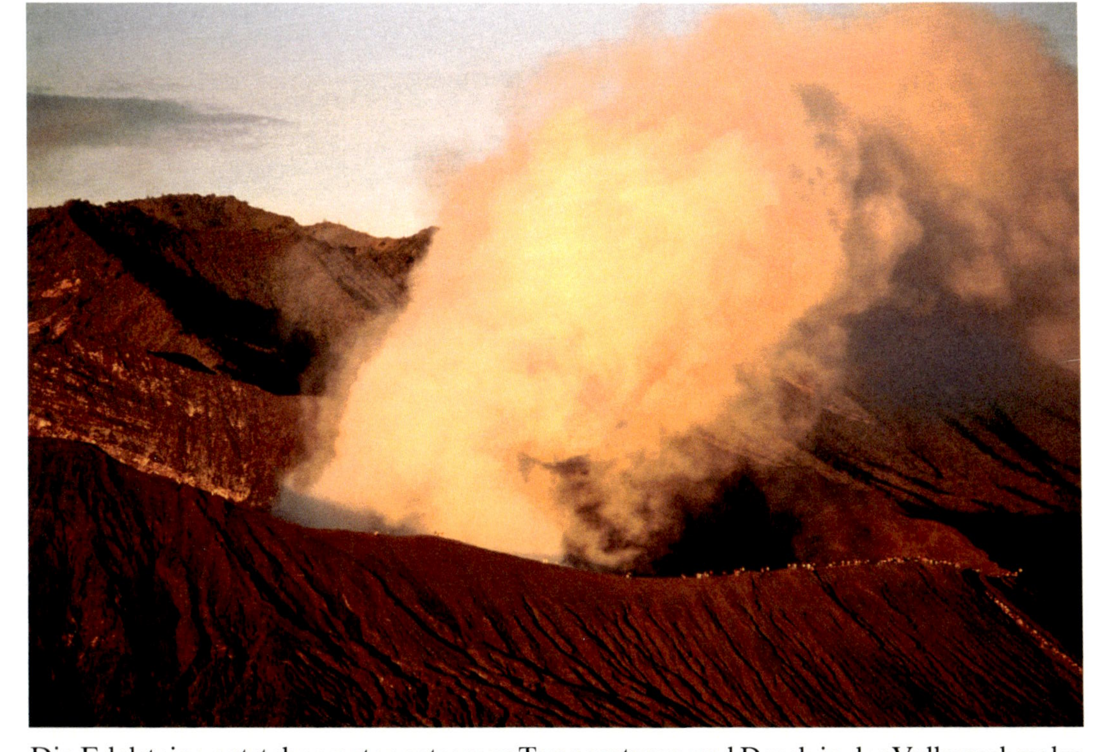

Die Edelsteine entstehen unter extremen Temperaturen und Druck in der Vulkanschmelze und werden durch den Vulkanausbruch nach außen befördert. Hier kristallisieren sie im abkühlenden Magma zu wunderschönen Kristallen.

© CORBIS